湛庐 CHEERS

与最聪明的人共同进化

HERE COMES EVERYBODY

오늘도 나는 너의 눈치를 살핀다

我今天也要看孩子脸色

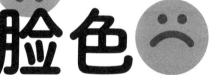

〔韩〕金雪 著

陈宜慧 译

浙江教育出版社·杭州

测一测

关于抑郁症，你了解多少？

扫码鉴别正版图书
获取您的专属福利

- 抑郁的人几乎每天都无精打采，不想上学或上班，甚至连澡都不想洗，这是因为他们懒惰吗？（ ）

  A. 是

  B. 否

- 只靠吃药能治好抑郁症吗？（ ）

  A. 能

  B. 不能

扫码获取全部测试题及答案，
了解如何避免孩子的心生病。

- 在治疗期间，抑郁症患者的家人应该无条件相信患者，无论他说什么都安静倾听，而不是提供建议？（ ）

  A. 是

  B. 否

扫描左侧二维码查看本书更多测试题

观察女儿的抑郁症

　　小时候，每次放假，我都会用红笔在月历上圈出开学日，每天早上一睁开眼睛，我就会去数离开学还有几天，如果还有很多天，我就会感到很安心。我的假期日记也总是拖到很晚才写。但是时间往往过得比预期快，随着没写的日记越积越多，我也日渐不安且焦躁。因为懒惰太久，想找回模糊的记忆并写满日记本是一件非常辛苦的事。

　　后来，我遭遇了真正的痛苦和绝望，我鞭策自己挺过悲伤，努力扭转局面。然而，在这个过程中，我目睹了女儿的痛苦，她是那么无助且绝望。我几乎没见过女儿这样扭曲的面孔，她总是突如其来地哭泣。我听着她痛哭的声音意识到，在孩子面前，父母必须坚强，这是我不能拖延的作业。女儿的眼泪如同警告，提醒我这是重整自己如同废墟般人生的最后机会。

说真的，我到现在还是不太了解抑郁症。我很难说得清连苏格拉底或爱因斯坦都难以解释的抑郁症，但是只要一想到用全身力气表达抑郁的女儿，我就会鼓起勇气。对我们来说，只要怀抱着希望，依然会有美好的一天，我应该从一开始就耐心地等待。然而，不太擅长倾听的我之前没能察觉到这一点。不过现在我明白了，即使抱着痛苦生活，也能发现指甲般大小的希望。

我从女儿那里收到了名为抑郁症的"珍贵礼物"，现在是时候撕掉礼物的包装了。我想在尚未愈合的伤口上涂药，珍惜与抑郁症相处的时光。我现在像刚学会走路的孩子一样，小心翼翼地迈出了第一步，我将不急不躁地慢慢走下去。

目前，我只有一个愿望，就是不要写出发泄情绪的文字，而是谨慎地写下我的这些经验。虽然这本反省日记也许无法成为消除大家抑郁伤痕的"除疤药膏"，但我希望它能成为引领你走向"药房"的温暖之手。如此，我的书写目的就达到了。

目 录

第二章

都是妈妈的错 _047

第四章

与抑郁症同行 _147

第一章

这种事居然发生在我们身上

只能观察（独白）　＿＿＿＿＿＿＿＿＿＿今天的心情：☁

女儿今天也躺在荆棘上。

我观察她已经一年了，

眼泪也流干了，

如今只剩下沉默。

我静静地躺在孩子身边，

如果能永远这样沉睡就好了。

我是有情绪障碍的妈妈

今天的心情：

　　原本头部早该转向的胎儿，都十个月了还是没动静，我无论再怎么按照医生的指导竭尽全力运动，直到最后一次产检，宝宝的胎位也没有转正。最终，我只能以剖宫产分娩。这十个月来，我因为孕吐吃了不少苦头，世界上所有的气味都让我想吐，而房间竟然是恶心异味的罪魁祸首。我只吃得下冰箱里的冰块，当时的我并不知道，我的脸已经不是产妇的脸，而是面如死灰、得了不治之症的患者的脸。这真的十分痛苦。

　　我希望生下孩子后的自己能像找回了被樵夫抢走的衣服的仙女一样，马上飞走。凌晨，我突然肚子痛，因为不确定是不是阵痛，所以一大早就去了医院，医生检查后决定立刻手术。我引颈期盼的手术比预定日期提前了十天。我感觉自己的眼睛才闭上一会儿，再睁开就看到老公的脸，以及一个在旁边哭个不停的脸红通通的宝宝。

　　生育真的是值得祝福且高兴的事吗？这一切让我感到困惑。我仿佛做了一整夜噩梦，好不容易才醒来。

　　我在娘家养好身体回到家，开始正式喂夜奶后，发现身体出现了异常。我不分昼夜地抱着孩子在房间里忙碌了一个多月，有生以来第一次有种奇怪的感觉。那是一种瞬间涌上全身的热感，即使在严寒的天气外出，我还是热到难以忍受，甚至觉得袜子都很碍事。当我喂奶时，汗不断滴在地上。我筋疲力尽，但我觉得单纯是因为流了太多汗，所以没想过要去医院检查。事实上，当时比去医院更紧急的是拯救我的睡眠。

　　女儿似乎故意不让我有空闲时间担心自己的身体，

一直不停地哭闹。如果我想趁孩子哭累睡着的空档小睡一会儿，原本忘却的瘙痒症就会袭来，甚至让我抓到皮肤流血，因此我根本睡不着。我越来越瘦，手也抖得厉害，有一次我差点儿把孩子摔在地上，这之后我决定去医院看医生。

"甲状腺功能亢进。"我生平第一次听到这个病名，医生不以为意地说这是一种轻微疾病，只需服用三四个月的药，就会恢复正常。

医生表示吃了药之后，我的手就不会再抖，也不会全身瘙痒，但我遵医嘱用药之后，却没有像医生说的那样好起来，反而随着时间流逝，甲状腺结节像葡萄一样越来越多，最终变成长时间威胁我的甲状腺癌。我当时并不知道这是如此严重的疾病。

二十多年对抗疾病的生活也悄然改变了我的个性。在生病之前，我虽然不是天性温和的人，但也不是一天心情上上下下至少十二次的、情绪反复无常的人。然而，我当时心情震荡的程度已经到了家人和身边的朋友都对我感到厌烦的地步。这样的神经质不知不觉持续到现在。

如果我每天不放声大哭至少一次，就会觉得烦躁且生气。于是我成了一个每天和孩子一起哭的妈妈。这些精神病症原封不动地传递到了出生不到一年、什么都不知道的孩子身上。虽然甲状腺功能亢进和产后抑郁症同时出现，但我并没有察觉到心理的疾病。那时，我应该先求助心理医生，让身心都恢复正常才对。因为我和老公的无知，让孩子在恶劣的养育环境中长大。孩子的爸爸是个连普通常识都没有的人，妈妈则整日像快发疯似的发脾气。

"没有因就没有果"，这句话是真理。女儿得抑郁症后，我每天都很努力找原因，这总会让我想起二十多年前那段总是哭闹、发脾气，如同地狱般的日子。

最终身心俱疲的我，导致没有任何过错的女儿也患了病。甚至我也不知女儿何时得了抑郁症，丝毫未察觉病症悄悄伴随着她发展。我是一个既疏忽自己，也对女儿的情绪变化反应迟钝的母亲。我自以为克服了大大小小的困难，能做到这种程度，算是把女儿养得不错了。直到她的"伤口"发炎，"脓液"流出，"病原体"完全暴露后，我才发现自己的无知，并因为时已晚感到万分后悔和自责。

我应该在之前就扼杀掉无止境的自满和独善其身的想法。

于是我谨慎地将深埋心中的情绪挖掘出来，拂去灰尘，并将这些情绪分为该永远去除的，以及需要抚慰并拥抱的。为了帮助因抑郁症陷入痛苦的女儿，我必须做好我该做的事，我没有时间和她一起受挫和抑郁。我开始积极地审视内心的伤痛，但是仔细一看，却发现伤痕比我预期的还要狰狞。

我常常觉得老公无可救药，对他的埋怨和厌恶情绪也毫无保留地传递给女儿，老公则死不悔改地、狠毒地回击，每天都恶毒地对我咆哮，我们对彼此的憎恶充满了整个家。谴责、埋怨、憎恨的情绪具有很强的感染力，这些情绪被我最亲近、最爱的孩子转化成抑郁和痛苦。

笼罩女儿的抑郁，不是她的问题，而是我的问题。我的问题比女儿更严重。

似乎被骗了

今天的心情：

　　无论药效如何，有些日子就是会特别晴朗明亮。

　　只是这样的明朗可能维持不到一天。

　　台风般袭来的抑郁远去后不到二十四小时，又变成
阴天，还突然下起雨来。

　　因此我不知所措，时时感到迷惘。

　　每次女儿的心情翻转，我的心也跟着像坐过山车一般。

　　女儿哭泣时，我不能一个人独自开心；女儿笑时，

我也没办法一个人哭丧着脸。

前几天，主治医生告诉我，不要给予孩子建议、安慰、责备；如果感到郁闷，干脆到孩子看不到的地方去。

大多数妈妈都不相信孩子得了抑郁症。

甚至有些妈妈认为孩子在装病。

说实话，我也曾有过类似的想法。

如果用这种心态对孩子说话，说出来的话会成为匕首。

对孩子来说，这样的话都是伤害。

仔细想想，这真是一种奇怪且可怕的病。

抑郁症患者本人比任何人都要孤独且辛苦，但照顾患者的人却需要尽量远离他们。

整个早上默默看着孩子的我，累得筋疲力尽。

我想抑郁症是亲近的人也可能会被"传染"的病，而且是没有疫苗的可怕的疑心病。

今天妈妈也要看你的脸色

今天的心情：

　　不知为何，做完运动的女儿一脸轻松地走了进来，我心想："她心情好点了吗？"

　　就像这样，我第一次的察言观色活动圆满结束。今天，开头还算不错。

　　没想到女儿的抑郁症让我变成了积极的人。

　　我开始对微不足道的事也能心怀感激，并为此感到十分开心。

　　紧接着我把目光转向猫。它没有任何动静，只是像块面包般静静地趴着，与平时完全不同。

　　奇怪的是，它也没有翘着尾巴过来蹭我。

　　猫咪心情不好或身体不舒服时，才会有那样的姿势，因此我看了一眼装猫粮的碗。

　　猫粮都吃干净了，屋里也没有呕吐的痕迹，看样子猫咪就只是在睡觉。

　　第二次的察言观色也顺利结束了。女儿和猫一样敏感，我最近常常因为他们而烦恼。

　　为了打破尴尬的沉默和寂静，我找了个话题小心翼翼地和女儿搭话。

　　"今天猫的状态看起来不太好。"

　　"我也不怎么样。"

　　哎呀，我的推测又错了。

　　唉！我的情绪也随之低落。

　　在凄凉寂静的早晨，我睁开眼睛后，突然想起过去一年的经历，我蒙着棉被，强忍着泪水。

虽然我没有余力去观察他人的心情，但今天还是得观察女儿的脸色。

我们这样真的好吗？

不，我这样，真的没关系吗？

我不知道何谓幸福

今天的心情：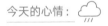

今天下午，双眼红肿的女儿从房间里走出来。

看起来似乎哭了一整夜，我的心都碎了。

我像演员一样，换了个表情笑着问道：

"怎么了？"

"月经来了。"

生理期前激素变化比较大，因此抑郁感也比以往更强烈。

我昨天也是一整天闷在房间里。

虽然下定决心告诉自己要把精力投入日常生活中，但我仍然感觉全身的细胞都在围着孩子打转。

女儿被诊断出患有抑郁症距今已经一年了。

这期间，我就像话剧演员，完美扮演着因为爱孩子而成为跟踪狂的妈妈。我的演技每天都在进步。

我在悄悄上演的独角戏中，惊叹自己的演技，但唯一的观众——女儿，已经发觉我不够真诚。

我对女儿说："你要开心起来！"

"这很容易。"我在心里小声说。

过去，我不知道这对她来说是多么苛刻。

我忘了，幸福是生活平静的人才能感受到的情绪。

我都不是那样的人，却要求女儿要幸福。

对不起，妈妈对不起你！

女儿睡得像猫一样

今天的心情：☁

　　一天二十四小时中，据说猫的睡眠时间通常是十四个小时，其实如果将深睡眠和浅睡眠相加，它们的睡眠时间约达二十个小时。猫跟人一样，在睡觉时都很平静，看着它们睡觉的样子，看的人也会有平静的感觉。但是不知从何时起，对我来说，这样的平静已经成为一种奢侈。如果孩子像猫一样平静地入睡，我就像狗一样总是进出女儿的房间并观察她。

　　女儿安静睡觉的样子只能让我暂时感到安心，因为
当意识到她睡了太久的那一刻，我就会感到愤怒。像今天
这样阳光明媚的日子，到外面散散步该多好啊！女儿明明
知道对抑郁症患者来说，晒太阳和散步是多么重要的事，
但她却一直在睡觉。

　　虽然她接受治疗已经超过一年了，但离恢复正常生
活还是很遥远。孩子真的想摆脱抑郁症吗？我常常对此
充满怀疑。如果她希望能有一点儿好转，就不会那么消极
吧？但凡孩子的生活没有发生积极的变化，我就会这样习
惯性地怀疑孩子和主治医生。

　　当子女得抑郁症时，父母最需要警惕的就是这种状
态——怀疑。虽然"抑郁症会伴随无力感"这句话，我
听得耳朵都长茧了，但看到一直萎靡不振的女儿，我仍不
免怀疑她的治疗意志。该不会孩子是抱着报复我的心态，
故意躺在床上吧？难道是因为不知道如何度过青春期的艰
难时刻，在逃避现实？

　　主治医生表示："孩子现在的状态与懒惰完全不同，
身边亲友的怀疑是让患者最难受的事情，因此千万不要露

出有疑虑的眼神，现在最重要的是完全相信并鼓励孩子。最讨厌什么都不做还只能躺着的人不是别人，就是患者本人，他们现在连一根手指头都无法按照自己的意愿移动。"这些我都知道，之前也听医生说了无数次，这些话其实一直在我的脑海中挥之不去。

　　然而，即使大脑能够理解这些话，我还是觉得女儿这样太过分了，一年多了都没有好转，这真的正常吗？现在我怀疑两点：女儿是否真的患上了抑郁症？她真的有治疗意愿吗？

　　就像失去光泽而干枯的花瓣一样，女儿的青春也逐渐凋零了，她看起来又瘦又干，真害怕她会不知不觉碎裂。

每两天就要崩溃一次

今天的心情：

我们每两天就会崩溃一次，女儿泪崩时，我的心也跟着一起破碎。我今天也感觉要爆发了。她陷入了连自己都无法控制的情绪，可能是因为害怕，总是胡言乱语。每当听到这些未经思考的话时，我也会很害怕，但还是得装作若无其事地倾听。即使她像是希望得到建议，我也只能倾听，如果将她的这些话视为"需要帮助"的信号，并轻率地给予建议，不久后我就会觉得自己要发疯了。

女儿哭了一个小时，也许是因为不想被别人发现，所以哭得很小声。听到这样的声音，起初我会有心碎般的痛苦，听久了却会越来越不耐烦。我的手会发抖，想打她的后脑勺，我想让她打起精神，不要再哭了。

"最近我做什么都无法专心。"

说真的，我真的不知道孩子说这句话是想干什么，但这也不新鲜了，所以我尽量平静地接受。

"当你无法专心时，可以试着觉察自己无法专心这件事，并且每次都试着尽力专注看看。"
"如果做得到的话，我早就做了！"

女儿的回答像往常一样，成了刺向我的锋利匕首。
因为说不出话来，所以我沉默了好一会儿，才回了一句：

> "妈妈心里彷徨的时候，会有意识地努力多
> 活动身体。"

我应该拿出针，安静地把嘴巴缝起来才对，但我没有那么做，我因此后悔莫及。

听了这句话，女儿默默哭了起来。我知道她的眼泪不会马上就停下来，所以努力寻找流泪的原因。明明是我说的话伤了她的心，但我当时却没有发觉。等她止住了泪水，我忍不住问她哭泣的原因，她说我把她当病人看。真是莫名其妙的话，这是什么意思？我只是努力安慰她，她却因为我的话受到了伤害。

我很委屈。我急着想追究对错，但是如果按照自己的个性去做，整个事态会像山火一样越烧越猛烈，所以我忍住了。就是因为这样，主治医生才会建议我尽可能什么话都不要说啊！

女儿现在需要的不是建议，而是诉苦的对象。我不仅忘了这个显而易见的事实，而且还说了那些无济于事的话。如果可以，我好想回到几分钟之前，尽量保持平静，

不说话，尽最大的努力倾听。

现在我们母女的关系就像完全错位后再也无法转动的齿轮。如果强行转动，齿轮就会掉下来，再也无法使用。如果能像机器一样可以更换新零件，那该有多好？

最近，我常常觉得自己的心脏承受力已经到了极限。我很想放弃一切，躲到没有人的地方生活。我讨厌人，没有食欲，还饱受失眠的痛苦；我比女儿更常哭，哭得更伤心。因为照顾生病的女儿，我已经累得筋疲力尽，还要时刻迎合她，这更加辛苦。

生下这孩子有什么用？她让我不幸到快要发疯了。

要一起哭吗

今天的心情：

　　女儿如果服用精神科医生开的处方药，睡眠时间就会明显增加。通常精神科医生会给饱受抑郁症折磨的患者开镇静剂和安眠药，这是能够阻止脑中各种负面想法的最佳方法，可以延长患者睡眠的时间，但是这有别于一般人睡觉时感受到的幸福和舒适。对女儿来说，只有在睡觉时，平和才会到来。

　　以女儿现在的状况，按时吃饭、去健身房运动都是不可能的。但我认为如果错过该做的事，日常生活就会变得一片黑暗，就这样放任时间流逝，实在太可惜了。但硬叫醒她，并敦促她的话，她只会坐着，默默以眼泪诉苦。我每次与想催促她的心斗争后，最终都选择斥责她，但事后我都很后悔。

我已经很久没出过门了，今天刮着冷风，我站在正午的阳光下，被洒在头顶的温暖抚慰，但我还是想起了独自躺在黑暗中的女儿。看着几辆公交车驶过，我不由得流下眼泪。"在阳光明媚的日子里，孩子却这么痛苦。跟朋友见面聊聊天，能让我暂时忘记现在的处境吗？"我的心总是这样纠结着。每当有想暂时忘记这一切的想法时，我总是对女儿感到抱歉，内疚让我看着手机屏幕打算取消约会。

坦白说，我也和女儿一样抑郁。每次她说真正需要接受治疗的人是妈妈时，我都无法反驳。抑郁就像慢慢变差的视力，刚开始会让人感到不舒服，但随着岁月流逝，会变得像是原本视力就不好一样自然。对我来说，抑郁就是如此。我与抑郁一起生活很久了，久到忘了它的存在，一想到将这样的特质传给了女儿，我就很难过。

每当心情不好的时候，我会在社交软件上写下简短的文字，并将生活的每个瞬间都用照片记录下来，所以很难完美地隐藏抑郁的心情。我觉得装快乐、装幸福是在欺骗自己，所以希望如实记录自己的心情。虽然能因此得到他人的鼓励，但亲朋好友的责备声也会接踵而来。如果上传像今天这样在咖啡厅喝东西的照片，就会有人怀疑我的精神状态并批评我：孩子正因为抑郁症痛苦，你居然还有这种闲情逸致？

不然我该怎么办？

难道一整天什么都不做，两个人抱头痛哭吗？如果这样能治好抑郁症，我有信心自己能二十四小时大声痛哭。我从来没想过抑郁症会进入女儿的人生，但我也坚信并不是每次遇到人生中不如意的事情时，我们都要像海上的浮标一样被卷走，从此陷入纠缠和抓狂的状态中。

我唯一能做的就是展现和平常一样的生活面貌。我不是比别人更坚强，是因为我能做的只有这个。早上在咖啡厅里，看着一对年轻情侣甜蜜地笑着，我心中想着躺在床上的女儿，眼前顿时一片模糊。

听说子女是父母的镜子

今天的心情：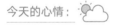

　　想要改变他人的欲望是狂妄且危险的，这根本没有必要尝试，也是不可能成功的，只会自讨苦吃。一生都没能改变自己的人，却误以为子女是自己的所有物，渴望从头到脚改变子女。像我这样有这种欲望的人，比任何人都更容易陷入自我催眠中。

　　例如，认为自己相当不错的父母往往坚信自己的子女也会成为社会上非常成功的人物，这些信念非常自以为是。这种人通常很容易被他人欺骗，比如把辛辛苦苦存下来的钱浪费在无用的地方。虽然我们成为保险公司或入学考试补习班等机构的"头号猎物"，但我们却误以为自己作出了聪明的选择，并因此安心。

其实不入虎口的方法格外简单，只要静下心来一个小时，不，只需三十分钟，观察一下整体状况即可。如果你能判断自己想做的事情是否符合常理，就会马上领悟。但通常我们不会安静地坐着思考，我们总是陷入不逼迫自己、不训斥孩子，就什么都无法实现的错觉中。现在，似乎是我能够抓住最后一次机会的时刻，就像听到购物主播说限量版商品数量所剩无几，我急忙按下订购按钮一样，这一切都让我感到十分迫切。

我能看到跑在前面几步的人，尽管他们不是具备出色实力的竞争者，但我感觉自己似乎连他们的尾巴都追不上了。即使是睡觉时，我也能感受到飞奔的感觉。我听说，人的心跳加速时就是欲望产生之时，我的心脏因为欲望而兴奋，它正在强烈地进行收缩和舒张。

"子女是父母的镜子"，这句话是谁先创造出来的呢？

这话虽然是真理，却是危险的。父母带着疯狂的欲望，经历了无数挫折后，身心俱疲，如果无意间在镜子中看到孩子与自己一模一样，相信没有比这更痛苦的刑罚了。父母把子女视为自己的一部分，并随意操控孩子，就像我们在心中建了一座地狱并住在其中，这是多么不幸的事。

我管教女儿的方式很野蛮。我因为低自尊和自卑感，毫无保留地在女儿面前展现病态的灵魂，这样的灵魂也直接渗透到她的灵魂中。年轻时，我汲汲营营装点自己的人生，成为母亲后，我忙于操控女儿的人生，现在已经没有时间陷入哀叹之中了。后来我渐渐意识到，我的幸福不能仰赖女儿，她不能成为我人生的枷锁，我不能把过去的创伤拖到现在，并来折磨自己。这样的话，我相信我们两个人脸上留下的伤痕很快就会消失。

今天的日记仍一如既往地在自我催眠中结束。

女儿抑郁都是我的错吗

今天的心情：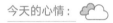

　　今天，女儿的情绪也和往常一样爆发，就像勉强支撑着的水坝再次崩塌一样，她悲伤的情绪从指缝中和泪水一起涌出。我是要看女儿能够流泪多久呢，还是看她就这样哭死算了？看着她痛哭的模样，我的痛苦大到如果只能二选一，我宁愿选择后者。

　　即使如此，最近我也很高兴，很感激，因为看到女儿的情绪终于爆发了。我认为女儿的病之所以一直没好，内向的性格是原因之一。她的个性是把真正想说的话都积压在心里,无论是好情绪还是坏情绪,都独自消化。因此女儿如果要表现出情绪,似乎需要很大的勇气。

不过现在,女儿居然毫无顾忌地发脾气,有时还胡言乱语,像小孩子一样跺脚哭泣。我刚开始很慌张,但现在我知道这是抑郁症好转过程中必然会出现的行为,所以我不再追究是非,也不再继续草率地扮演女儿的人生前辈。我静观其变,有时会装作不知道,有时会拍拍女儿的背,轻轻地拥抱她。

这时女儿往往会出现两种反应,第一种是希望我不要管她神经质般的肢体动作,第二种是因为疲惫不堪,所以任我摆布的无力动作。今天她狠狠地拒绝了我的拥抱,女儿的行为常常充满了对我的怨恨,她用力把我推得很远,我走近后,她又用力将我推出去,并对我说:"别管我!"

就像往常一样,我无心说出的话竟然让敏感的女儿心里产生了疙瘩。在女儿明确表达自己的感受前,我很难理解她说的话是什么意思,但是我把她所说的话全部拎出来重新思考后，就会发现她的话语没有什么值得我生气的。

对抑郁症患者而言，亲人要尽可能地谨慎，不要随便说话，但我很难知道谨慎的界限要划到哪里。有时说了感觉会让她心情变好的话，她却不笑，这可能代表这句话让她心情不好，但有时思考一百遍后，鼓起勇气好不容易说出来的话，她却意外地接受，我实在无法拿捏这之间的尺度。因此，我最近养成了看她脸色，或是想说话时犹豫不决的坏习惯。

同时，等待眼泪消失的过程也一样让人痛苦。听过他人哭泣声的人应该对这样一种情景感同身受：听着深夜从某处传来的哽咽的哭声、强忍着哭泣的喘气声，我们会产生无法用言语表达的情绪，会有一种他人的悲伤正在碰触自己的感觉。我的心比较柔软，很容易对悲伤产生共鸣，所以女儿的哭泣声也让我产生了想哭的情绪，但我很想对她说不要再哭了。

即使是陌生人哭，我们的心情也会受影响，并希望知道哭泣的原因，更何况是自己的孩子在哭，父母的心该有多难受呢？我不知道女儿为什么哭，也不了解她推开我的理由，在什么都不知道的情况下，那种等待的感觉无限漫长。

无论是什么原因，女儿现在明显在埋怨我，这样的女儿也让我心里有所不满。孩子生病难道只是妈妈的错吗？爸爸这段时间到底都在干什么，为何以旁观者的角色生活？我也是第一次带上妈妈这个标签，对所有的事情都不熟练，这些事也让我很吃力。虽然我不知道别人是不是在生育上不用费太多力，就能拥有一个自然茁壮成长的乖孩子，但我生下的孩子天性敏感，如果有敏感程度排名，她能排到世界第二的话，没人敢称第一。我则继续以每天都在受训的心情坚持着。

难道我的养育方式真的糟糕到要受到如此大的惩罚吗？我真的很难接受。那些父母生活不顺的时候暂时离开父母，由外婆抚养的孩子何止一两个。而我为了给女儿提供更好的教育机会在孤军奋战，这有什么不对？我只是想找出女儿患上抑郁症的病因，但我越想越生气。我最终发现根源在于家庭环境和养育方式，并自然而然得出"是自己的错"这样的结论，并同时承受着难以摆脱的罪恶感。

坦白说，因为女儿是我的第一个孩子，所以我有点贪心。为了能让她跟上大家的脚步，我稍微加快了速度。我就像一直用土汤匙生活的妈妈想让女儿手里拿着银汤匙。如果是在制作银汤匙的过程中，因为有些勉强而导致了这样的结果，那实在太残忍了。

在精神科候诊室候诊时，我发现青少年患者的数量多得惊人，因为候诊室总是挤满了带着子女来的父母。等待看病的孩子脸上有着明朗的表情，相反，坐在他们旁边的妈妈们，却是一副副想立刻放弃生命的凄惨面孔。她们就像在无尽的隧道里吃力地走着，而且在她们已被压得沉重的肩膀上，还背着罪恶感的巨大担子。

我想问，这一切都是某一个人的错吗？疲惫的妈妈们会得到他人的安慰吗？为了承担孩子的精神科看诊费而不顾自己抑郁的妈妈数不胜数。我想再问一次，孩子的抑郁症都是妈妈的错吗？

我决定不再隐瞒女儿的抑郁症

今天的心情：☁️

　　我决定不再隐瞒女儿的抑郁症，因为这不是该隐瞒的事，孩子已经在大声求救了，我怎么可以隐藏这件事呢？不幸中的万幸是，女儿在一定程度上可以表达自己处在"战斗"中的情绪。

　　许多患者都用沉默来表达痛苦，从这点来看，女儿不是完全没有希望。她的身心都在表达自己无法再继续这样生活下去了。刚开始，我从容地以为"抑郁症大概就是这样而已吧"，毕竟人生怎么可能每天都是晴天呢？我只要忍耐一下，就能像什么事都没发生过一样继续生活。

女儿从小就比较软弱。从上幼儿园开始，她的脸上总是有被抓的伤口，或是被同学打后，带着哭肿的眼睛回家。因为女儿不是主动和同学打架，而是单方面挨打，所以我非常气愤，但也不能叫她打回去，因此心情真的很郁闷。我下定决心要改变女儿软弱内向的个性，所以选择了强势的养育方式。

即使女儿因为身体不舒服或心情不好而哭泣，我也不会安抚她。如果女儿不停地哭，我就会吓唬她，并极度警惕她成长为过于娇气的孩子。但是我只要看到勉强止住泪水的女儿，就会心软，并给她想要的东西补偿她。

就像这样，孩子徘徊在缺爱和被过度保护的状态之间不知所措地成长。至今为止，导致孩子没有自信或感到自卑的根源，就是从小缺爱，或没能从我这里得到安慰。如此算来，女儿的抑郁从很久以前就开始了。

女儿算是比同龄人更早确定出路的孩子。她沉迷于绘画，从小就展现出出众的才能，她曾想过其他出路，后来又掉头走了回头路。我认为如果比他人更快作了决定，就没有理由再拖延，她应该按部就班一步步往前迈进，因此逼迫她考艺术高中。

如果希望一次就考上，成绩就要保持在上等水平。为了提升女儿的绘画实力，我制订了没有喘息时间的计划表，每天一定会送她到画室，然后把她关在里面。当时因为老公事业失败，没有收入，我独自承担起了养家的重任，所以到了晚上往往筋疲力尽，每当女儿露出疲惫的神情想要我安慰时，我就会以"妈妈也很累"来堵住她的嘴。

后来，女儿依照我的意愿考上了艺术高中，但比起高兴，我只觉得这不过是过了一个关卡。为了能让她进入美术大学，我们丝毫没有松懈，想到即将到来的高中三年比过去三年还要辛苦，我渐渐成了一个可怕的妈妈。当时的我是一个没血没泪、像赛博格 ① 一样的妈妈，我认为只

---

① 赛博格（Cyborg），又称电子人，机械化人，是以无机物构成的机器。——编者注

要把女儿送入大学，她就可以从那里获得自由。虽然我握着缰绳的手在流血，但却握得更用力。

女儿也咬紧牙关，她产生了对大学校园的各种幻想，并想象着一上大学就能从妈妈烦人的束缚中解放出来，期待着一个与现在完全不同且充满希望的未来。但是，女儿美好的幻想一进大学就破灭了，她开始看到社会和大学的负面，学校也发生了许多令人失望的事，大学对她来说似乎已经不再是追梦和实践理想的地方。

从那时起，女儿逐渐消去的抑郁开始重新浮现。但那又如何？我总是说："大学本来就是那样的地方，不只是你的大学会那样。其他孩子根本不会在意这些，而是选择享受二十岁的青春时光，怎么只有你对这种事特别敏感？认真画画吧！"

我认为那是在那个年纪的人都会经历的事。但另一方面，女儿会留心观察别人看得不是太深入，甚至忽略的东西，我为她具有这样的眼光而骄傲，也因为她领悟了一些东西而感到欣慰。我乐观地认为，这所有的过程都将成为女儿成长的基础。

　　我完全没想到从女儿出生到二十岁，我们和她之间的一切互动会逐渐累积成为她抑郁症的根源。我非常宠爱她。虽然孩子的爸爸在经济上有许多不尽如人意的地方，但是他比任何人都疼爱她，我自认为抑郁症没有任何机会能降临到女儿身上。在此后很长的一段时间里，我都不承认女儿有抑郁症，现在想起来真的很愚蠢。

　　如今，我也能向他人坦诚女儿是抑郁症患者了。尽管朋友说这不是值得夸耀的事，但我不在意，因为我深知，如果不剔除过去的痛苦，摆脱抑郁的道路就会越来越远。为心灵创伤上药，让伤口长出新肉这件事，不能再拖延了。女儿既然打破了沉默，我就决心尽全力帮助她。身为母亲，我正一点一点地成长。

　　正如某位作家所说："养育孩子的喜悦会让人更开心，但悲伤则会让人更难过。"我想尽情感受快乐，并全身心去接受悲伤，我不会因为害怕不幸的阴影而逃走。因此，我会继续思考并记录我和女儿所遭受的痛苦。

被剥夺的自由

今天的心情：☁️

"我要染发！"

"嗯？哦……好啊。"

女儿为了表示不想再承受来自妈妈的压力，并宣布
"独立"，第一件事就是想染成黄头发，这是我从来没想过
的事。我为此感到很高兴，第二件更让我开心的事是她不
再询问我的意见，并慢慢开始注重外表。因为这两点，我

感受到女儿的抑郁症正在好转。

　　"妈妈，我今天可以和朋友见面吗？"
　　"我今天可以吃这个吗？"
　　"现在不能睡觉吗？"

　　女儿经常问我这种鸡毛蒜皮的小事。过去，无论是提问的女儿，还是被问的我，都不知道这是多么不必要的问题。在治疗抑郁症的过程中，我才产生了为什么女儿要提出这些问题的疑问。虽然有点晚，但我还是问了理由，女儿表示：这是因为曾有过没有经过妈妈的允许，就擅自行动结果被吓坏的经历，所以任何琐碎的事都要问过妈妈，得到允许后再做才能没有"后患"。
　　如果是以前，"我想染发""不能染"，我们肯定会这样吵架。如果不希望继续吵下去，并为了快速打消女儿的念头，我会告诉她"不行就是不行"，女儿则会用"我就要染发"明确反对我。
　　从积极进行治疗开始，我就营造了无条件倾听女儿说话，她有想要的可以随时告诉我的氛围。只要不是太过分的要求，我都会按照她的意愿去做。

> "染发应该会很漂亮，年轻时至少应该尝试
> 一次。"

我对此表示肯定，并小心地问了女儿想染发的理由。虽然我勉强答应了，但不知道她是不是感受到了我其实想反对的心，所以气氛变得很冷，她很生硬地回答：

> "怎么了？"
> "单纯想换发色来换个心情，难道要有特别
> 的理由吗？"
> "妈妈每次染发都有什么特别的理由吗？"

我顿时哑口无言。没错，换发色也不是什么大不了的事，为什么非要有理由不可呢？女儿的话是对的。反正头发会继续长，所染的头发也会褪色，只要再剪掉就可以

了呀，何必要询问原因并得到我的许可呢？我根本就没有理由反对。我怕说太多会给她留下我想反对的印象，所以积极表示赞成。

虽然女儿看起来似乎心情很轻松，但她并没有马上预约美发沙龙，此前宣布要染发的气势似乎消失了。我很想知道她拖了好一阵子不付诸行动的理由，所以决定问她为什么不染发，她回答说刚开始想立刻染发，但几天后，热情就消失了。其实，女儿最近精神无力的症状比以往更严重，所以我心里一直很担心，她果然又再次陷入无精打采的状态。

女儿心里一慌，我也跟着一起发慌，我的心随着她的情绪上上下下。如果女儿因为我的反对而出现意志消沉的样子，我就会坐立不安，并给出与自己原本的立场不同的意见。随着曾经存在的标准悄悄消失，我的理性思维也停止运作，只有情绪支配着我。像这样反复无常，随时变化的心情，不仅是女儿，就连我也感到惊慌失措，而女儿比任何人都更能感受到我的变化。

　　"到底要怎么办……"

　　每当这时，女儿就会这样自言自语。

　　"是啊！我到底想怎么样呢？"要接受这种随时变卦的妈妈该有多难，又有多荒谬呢？我越想越觉得对不起女儿。

　　为了抓住这些不按照意愿流动的情绪，我今天写了情绪日记。因为书写能给我时间思考，所以会自然而然地反省。我是让女儿无法安心交流的专断、固执、严格的妈妈，估计连希特勒也要竖起大拇指说："你真是最棒的独裁妈妈。"

　　最令我惭愧的是，我过去实在太无知，竟然完全不知道自己是问题很多的妈妈。所有保护孩子的言行，对女儿来说都成了监狱。被关在里头的她只能遵从我想要的方向。我总是依据当下的心情，决定哪些事可以做，哪些事不行。今天可以做的事，隔天却成为不能做的事，每当这时，女儿就会一头雾水，并逼着自己为了迎合妈妈的心情而竭尽全力。

　　偶尔得到允许的自由少到就像干旱时期农田里的稀疏大豆，远远不及女儿想要的。这样的自由中也还藏有其他约束和规矩。我比任何人都讨厌自己的领域被侵犯，却不允许她进入自由领域，这就像过去庶出的孩子无法叫自己的爸爸一声父亲一样。想拒绝也拒绝不了，想说讨厌也没办法随意说出口的女儿，在过了二十年如庶出子一般的生活后，终于借由抑郁症开始表达自我的存在。

　　世界上所有的父母都把儿女视为心头肉，妈妈和子女的关系尤其纠结，我曾认为硬要划分领域实在没有意义，即使说我和孩子是一体的，也不为过。我认为女儿归我所有，所以可以随我的意愿养育。过去的我就是如此过分地投入妈妈的角色之中，变得自私自利，还错以为那是母爱。

　　几天前，我在心理咨询中心咨询过同样的问题。咨询师表示，认为子女是自己所有物的父母比想象中多。咨询师提到，父母和子女划分各自的领域，相互尊重，并建立平衡的关系是非常困难的事，连经常处理相关问题的心理咨询师也无法避免这个问题，她还通过接触并研究各种案例进行反省。咨询师提醒我，做父母不是一件容易的事，所以不要有罪恶感。虽然我知道这是在鼓励我，并为我加油，但我还是觉得很惭愧。

我不知道该如何继续以这样无知的状态养育孩子。我比任何人都固执，如同怪人一般，就连荒唐的行动都被自己赋予正当性，我真希望从我的人生中删除过去这段岁月。无论如何，现在女儿在这场人生的考试中不及格，我感觉自己被剥夺了当妈妈的资格。我的心忐忑不安，因为不知道是否还有机会弥补这失去的分数。

妈妈，听说雪莉死了

今天的心情：

　　"眼睛为什么那么肿？"

　　"昨天睡前哭了。"

　　"怎么了？"

　　"就是哭了。"

　　"毫无理由地？"

　　"嗯！"

女儿以一副漫不经心的态度，告诉我她哭了，我该感谢她愿意告诉我吗？

她哭泣肯定是有理由的，却不告诉我。

难道换了两个主治医生后，之前的治疗就没效果了吗？

主治医生到底都给了些什么样的治疗？

"妈妈，听说雪莉死了。"

"怎么回事？"

"她得了抑郁症。"

女儿的话听起来意味深长，让我的心发疯似的狂跳。

女儿换上运动服，去了健身房。

我很怕她外出后会做出可怕的事。

我流着冷汗，试着保持冷静，殷切地祈祷她平安回来。

这段时间我如坐针毡，就像被拷问一样。

是的，这对我来说就是拷问。

第二章

都是妈妈的错

坐在便利店里（独白）

我坐在便利店内的椅子上已经三十分钟了，

为了寻求平静，我四处奔波，最终来到这里。

即使我想紧紧抓住悬着的心，它还是会逃走。

在这条艰难的路上，我尝试过上稳定日常的生活，

但也想问好多问题。

我所受的惩罚何时才能结束？

我成了一个连女儿都照顾不好的母亲，只能在孤

独中流泪。

我要用悲伤的力量度过今天。

如果不感到悲伤，就无法把没能好好养育孩子的

事实，视为已经过去的悲伤。

因此，我对往后的悲伤也给予了肯定。

因孩子而产生的悲伤，将成为我余生的养分。

这对悲伤的人来说，是一种福气。

如果有擦掉过去的橡皮擦

今天的心情：

　　我无法以平静的心迎接第二天的清晨。现在我能做的最好的事，就是崩溃！

　　这样下去不行，我下定决心每天都要锻炼自己的心，让自己变得强大，但每次发生问题时，都发现自己的心还是很脆弱。

　　我常常混淆谎言与真相，并被莫名的"眩晕症"所折磨，我想寻找的真相渐渐被隐藏到更阴暗的地方。我甚至开始认为真实这种东西，可能从一开始就是虚构的，根本不存在。虽然这是我的人生，但我仍不断怀疑发生在自己身上的事的真实性。

于是，我开始沉溺于过去，想找人发泄内心的愤怒，如果找不到可以发泄的对象，我就会生自己的气，若还是无法消气，我就会拿老公出气。虽然我也知道生气无法改变什么，但除了生气之外，我没有其他办法。一切都怪老公，老公的无能让我厌烦，使我必须负担家计，无法在女儿需要妈妈的时候帮助她，我和女儿的人生会走到这一步都是老公害的。

如果抱怨和责怪他人能让我的心好受一点儿，我就会把痛苦的责任推给别人，我就是这样坚持到了今天。我再怎么想，都觉得自己没有错。我竭力承担家里的支出，也尽力处理好人际关系。我不敢怀有自己的欲望，为了生存，我做出了巨大的努力。

我认为生活中的喜悦只发生在电影或书本里，真实的生活味同嚼蜡。虽然我偶尔会对生活感到怀疑，但我想多数人也会有这样的时候，没什么大不了的。偶尔我会自

责，但没有浪费太多时间在负面情绪上，我也没有那么多
时间生病。想象他人生活的样子，并怀疑自己的生活对我
来说也是件奢侈的事。

我疏忽的不是别人，而是自己。我最常欺骗的人也
是自己，虽然我常常自己进行身心对话，却总是忽视自己
的需求。尽管现在才察觉，但为时不晚，我还是必须好好
审视，并扶起躺在绝望角落里的自己。

我溺爱孩子，但同时也很努力克制这样的爱，这是
很痛苦的，但我甘愿承受，爱一个人本来就是那样的。我
有时对某些东西过于敏感，有时又异常迟钝。对于给予孩
子爱这件事，我十分敏感；为了把爱藏起来，我会故意笨
拙地对待孩子。如果心变得迟钝，我就会往反方向用力，
重新找回平衡。乍看之下，这似乎是在平衡爱孩子的方
式，但不断变化的我是十分不正常的，在我沉醉于寻找平
衡的同时，抑郁早已弥漫在孤独的孩子心中。

我的生活就像玩俄罗斯方块一样，一刻都不能松懈，
我要在必要时刻预想新方块的形状，并排好它们的位置。
虽然当方块一一消除时，我的快乐是难以言表的，看到齐

整的方块会让人安心，但因为很难预测下一个方块的形状，所以我总是提心吊胆。在累积了丰富的游戏经验后，尽管越来越擅长预测，但还是会隐隐担忧，因为女儿常常会拿出一块从未见过的方块，这预示着这一局将注定失败。那么，这一局游戏搞砸了，我们的人生是否也能像游戏一样重新开始？

我现在没有任何能马上做到的事，因为我无法相信自己，我说过的话和过去的行为像幽灵一样纠缠着我。虽然过去的生活很艰苦，但是当时的我也在不知不觉中梦想着能拥有手掌般大小的幸福，如果不曾有过这样的梦想，我的绝望就不会这么大。我无法抑制悲伤地倒下，并领悟到，女儿从很久以前就是这样绝望了。

我看着女儿，并用双手抚摸她，我看了又看，抱了又抱，希望自己流下的热泪能温暖她冰冷的心。我们已经"死"过一次了！正因为如此，我们才能坚持下去，过去无法抹去，但我们可以重新站起来。

妈妈，你不想养我吗

今天的心情： ☁

　　以前的我如果背着刚满周岁的女儿出门，我会好开心，因为她能吸引大家的目光。女儿乌溜溜的眼珠透着聪慧，人们总会停下脚步看她，赞不绝口地夸她很漂亮。每当这时，我的下巴就会不知不觉抬起来。女儿比同龄的孩子更早学会说话，比起幼儿的语言，她更常模仿大人说话，所以没有幼儿特有的舌头短音，有时听到女儿说话的人，会很惊讶于幼儿能说出这种话。

"妈妈，给我牛奶。"
"妈妈，我讨厌香蕉。"

除此之外，女儿也能熟练地表达情绪。有一天，她经过玩具店门口时开始耍赖，我把她背在背上看玩具，但她不想只是看看，于是我说："妈妈今天没带钱，我们走吧。"这不是为了听她的回应所说的话。虽然只是自言自语，但一句令人感到惊讶的话从女儿口中冒了出来：

"银行，银行。"
"嗯？你说什么？"
"你要去银行吗？"

我因为产后腰部疼痛，无法长时间地背孩子，所以我解开背带，想暂时把女儿放下来，但她却开始哭闹。

"宝宝，妈妈的腰好痛，我想稍微躺一下。"
"不，不，妈妈没事，妈妈要忍住。"

"你说什么？你叫我要忍耐？"

她的用词能力足以让人怀疑自己的耳朵。我忍不住怀疑她晚上不睡觉也是故意的。

女儿对一切事物都学得很快。她很早就能认人，很快就学会说话，也不再需要裹尿布。在学说话的同时，她对文字也很有兴趣，虽然没教过她，但在背上的她能念出许多招牌上的字，因此养孩子的喜悦与日俱增。很多人建议我去检测女儿的智商，我开始好奇她是否真的是天才。最重要的是，我觉得绝对不能放任天才孩子不管。从听到智商检测结果的那一天起，我重新建立了人生目标。

我开心到无法相信自己生下了这样的孩子，从那天起，女儿成了我的骄傲。然而，我逐渐迷失了自己的初心，开始用强迫的方式教育她，此后，陪她玩不是真的在玩，而是在学习，用于提高智商的积木堆积如山。在伪装成游戏的学习时间里，如果女儿注意力不集中，我就会默默给她压力。到了三岁时，女儿嘴里再次冒出令人难以置信的话。

"妈妈，你不想养我吗？"

我当时只觉得她表达能力出众，能说出各种稀奇古怪的话，并没有真正察觉女儿感受到的困难。从那时起，我就成了一个无法让女儿信任的母亲，她不相信我愿意继续养育她。我沉醉于她的聪慧，苦恼于该如何才能让她更聪明。我太过愚昧，就是从那时起，我的包包里总是放着各种止痛药。

我当时认为审视自己的心是在浪费时间，我热衷于无法满足的贪欲，不满足于小小的喜悦。智慧渐渐离我远去，即使走下坡我也坚持奔跑。我痛苦的根源就是贪欲，我就像希望彩票中奖的人一样，只追求虚幻的幸福。

"妈妈，你不想养我吗？"

我向着前方奔跑了太久，直到现在才回答这个问题。

"不，我想回到最初，重新养育你，从你出生的那一刻开始。"

直面过去的痛苦吧

今天的心情：

　　今天是"妈妈咨询时间"，我和女儿一起去了精神科。对我来说，"妈妈咨询"是一次揭露过去的旅行，这是将当时的养育环境和扭曲的父母的态度带到现实中来，并正面审视它们的痛苦时刻。虽然疼痛、血流不止，但我必须擦去血迹，缝合伤口并上药。如果要这么做，就必须回想起那些我希望忘记的过去，回到人生的阴暗面，再次进入当时已经通过的暗巷。这是无法与任何人一起度过的孤独时刻，这样的孤独像岩石一样又大又沉重。

　　过去的我相信有特别的人生，只要够努力，我也能变得特别。我曾经坚信自己可以送给女儿一个独特的人生。但是，我现在知道这个世界不存在什么特别的东西，我也领悟到，特别的东西不一定都是好的。

　　我将过去没出息的自己记录下来，慢慢地重新扒开那些被记录下的密密麻麻的伤口。读完记录后，我发现过去的自己不是好人。从领悟到这点起，我才渐渐成为一个不错的人。如果人类只有通过体验才能改变，那么我应该欣然接受刻骨铭心的瞬间，只要渡过眼前的难关，就有希望做出哪怕稍许改变。

　　千万不要失去勇气！

后悔的温度

今天的心情： ☁☁

　　我那独一无二的女儿，是与我血脉相连的孩子，是我即使为她付出一切也不觉得可惜的宝贝。我对女儿的爱多到让别人觉得夸张，但我认为母爱就该是这样，也认为父母为了子女可以无条件牺牲。

　　直到有一天，女儿表示不希望我牺牲自己去爱她，如果我已经这么做了，希望我现在就停止。

　　她说自己想要的爱不是那样的。"我看到为了我而牺牲的妈妈，就会想要用更大的牺牲来报答妈妈，这会让两个人都变得不幸。"听到这句话，已经让我感到不幸，它就像一把刺向胸膛的匕首，让一切都变得不对劲。

原本我和女儿一起唱着只有我们两个人会唱的歌，结果女儿先停了，但我很难停止，尽管女儿从一开始就唱错音调和节奏，但最终她还是露出了厌烦的表情并逃得远远的。

据说，女人生了孩子就像脸上刺了无法消除的刺青一样，我爱刺在我脸上的刺青。也许是怕刺青会消失，所以我煞费苦心。如果刺青模糊了，就会再刺一次。我确信这个刺青很适合我，但那只是我的一厢情愿而已。

女儿穿的所有衣服、跳的所有舞蹈、说的所有话语、她想做的所有事，这一切即使微不足道，我都希望能让她不留遗憾，但我却没能让她尽情地玩，尽情地做自己。我现在才后悔地哭泣，可这又有什么用呢？

无法诉苦

今天的心情：

> 何必为生命的一个片段而哭泣，我们整个
> 人生都催人泪下。
>
> ——塞涅卡

　　在艺术展上，遇不到像我一样上了年纪的人。有必
要非得来这里确认悲伤吗？我不知道自己是不是想向展现

艺术才能的青年们确认些什么，才在雨中穿过街道来到这里。难道是来确认女儿没能加入他们的事实吗？雨天的潮湿和年轻人散发的热情交织在一起，令人窒息。

女儿从小的目标不是考上艺术大学，而是过上可以画画的生活，画画的时刻对她来说是快乐的。已经是成人的我，如今才知道正是因为不是为了达到某个目的而画，所以画画才快乐。因为是大人，所以我们会因为担心遥远的未来而忽略眼前的幸福，我知道画画很难让我们达到某种目的或完成某些事，也知道自己的梦想会遇上艰难的现实，于是我就会感到失落，因为这种失落，我们会感到不幸。

我以各种理由长期阻止想过上画画生活的女儿，而她用饱含自我意志的一封恳切的信说服了我。但是今天，健康的、拥有惊人创造力的女儿到底到哪里去了？

女儿被诊断出抑郁症后，每天晚上都被失眠折磨，白天还要上学，所以每天都睡眠不足。虽然医生的建议起了一定的作用，但我非常希望她能摆脱日夜颠倒的生活。于是我给她办了健身卡。

虽然运动是必要的，但认为必要的只有医生和我。今天支付健身房的续费时，我认为女儿必须继续运动，所以没有征求她的意见。在这之前，她曾多次哭诉自己的人生没有选择权，大部分的选择都是在我的劝说下所做的，她没办法轻易拒绝。也就是说，女儿不开口说话的行为，并不是一朝一夕形成的。

女儿从很久以前就感受到了压力和不满，这是慢慢累积起来的，如果我当初就察觉并好好应对，就不会发展成现在这样。不知为何，我现在只把精力集中在如何善后上，我为什么没能观察到抑郁的"花朵"正要开满整个小山坡呢？

今天，我依然在日记里写下了无法对人诉说的悔恨。

痛彻心扉的告白

今天的心情：

　　正当我忙于制订无用的抚养计划时，发生了很多事，女儿得了抑郁症，我则陷入悲痛之中。今天我突然决定要把造成女儿抑郁的行为写成文字，出乎意料的是，文字的数量比想象中多，书写的过程也比想象中困难得多。

　　我读了自己写的句子，觉得很羞愧，过去没能意识到的语言暴力，也让我震惊。这是真实的人生告白，每一句话都像仙人掌的刺一样刺痛着我。自我揭露总是需要勇气，虽然我也曾害怕他人的眼光，但是现在只要女儿健康，不管别人骂我什么，我都能承受。

无论如何我都要把这些经历记录下来。我写下的文字中有暴力，也有伤害，这些一一暴露的伤口，是我灵魂的本质，我无法将记录单纯视为记录。这些告白之所以生动且痛苦，是因为我面对的是一直以来无法感同身受的女儿的痛苦，以及那些令人寒心的我的言行。

我的想法变成了文字，文字再现了行为，在行为成为习惯，习惯成为性格后，孩子罹患了抑郁症。今天我希望通过刻骨铭心的告白，用恳切的心来阻止性格带来厄运。我现在能做的，只有把这十九种行为写下来，反复阅读、咀嚼，安慰受伤的女儿和自己的灵魂。

❶ 为了让女儿成为特别的存在，我用力逼迫她，实则是自己陷入自卑的泥潭，没能成为值得她学习的榜样。

❷ 总是因为各种原因表现出无精打采、懦弱、抑郁的样子，妨碍女儿成为活泼且自信的

孩子。

❸ 不太能接受并理解女儿的不足之处。

❹ 不承认女儿的优点和特殊之处，通过将她与他人比较侮辱她，令她感到羞耻。

❺ 自以为做了父母能做的所有的事，比起温暖的话，更常给予女儿冰冷的评论，让她感到缺乏关爱。

❻ 使女儿总在思考该怎么做才能得到父母的爱和认可，并要求她无条件顺从。

❼ 以过分严厉和压迫的方式养育女儿，且忽视她的意见。

❽ 没有注意到女儿的情绪变化，把自己的情绪放在第一位。

❾ 不考虑女儿的处境或事件的前因后果，只进行冷漠的评论。

❿ 无视女儿的快乐，也不参与她的生活，却给她比同龄的孩子更多的限制。

⓫ 过分严肃。

⑫ 认为接受失败并学习的过程，是浪费时间。

⑬ 给女儿制定了太多的规则。

⑭ 经常告诉女儿她没达到我的期望，让她感到
绝望。

⑮ 对女儿很严格，实则是害怕且不知道如何解
决与她的冲突。

⑯ 为了让女儿听话，控制并压制她。

⑰ 不给女儿休息的时间。

⑱ 养育方式缺乏一致性。

⑲ 没意识到自己的养育问题，这是最糟糕的。

好妈妈的魔咒

今天的心情：

- 内向、软弱、容易受伤。
- 自尊心强，有适当的野心，但也比较固执。
- 容易对他人的情绪产生共鸣，有时会偷偷替对方操心。
- 面对不需要紧张的事情仍然特别容易紧张，并因此受折磨。
- 喜欢审视并客观地批评自己。

◉ 有自定的严格的道德标准。

◉ 谦虚、害羞、认真。

　　有上述性格的女儿，无论在何处都会被称赞是有礼貌的好孩子，但比较明显的缺点是像我一样特别敏感，而敏感往往掩盖了这些优点。

　　我比任何人都深爱自己的孩子，但也是世界上对孩子最严厉、最强势的人，女儿一直接收着这两种截然不同的信息。自尊心低下的我总是失去重心，不知所措，女儿在成长过程中，必须一直配合我的节奏"跳舞"，所以非常辛苦，"舞步"也总是很混乱。

　　我为什么没能成为好妈妈呢？

　　自女儿出生后，"应该成为好妈妈"的观念被强行、自动地输入我脑中。快乐的家、优质的食物、平和温暖的氛围，以及最好的教育环境，我希望能完美具备这一切，但是我想要的东西总是不够。

　　情况越糟，想获得的心就越迫切，我陷入了"不管用什么方法，都要把女儿培养得像'别人家的孩子'一样优秀"的执念中。我代替老公负担家里的经济，深夜回家发现等待妈妈回家的女儿自己随便应付晚饭，还在客厅睡着了。抱着女儿回房时，我还被地上滚来滚去的饭碗绊到了脚。

因为怕女儿听见我的哭声，所以我总是在夜里无声地哭泣。当年幼的女儿感到孤独时，我总是被罪恶感所折磨。在特别疲惫的日子里，我因为教养问题，在心里不断骂老公，我对自己感到失望，但我也会马上反省，并再次振作起来。那是一段不断努力，仍感到筋疲力尽的生活，当时的生活耗尽了我的精气神。

虽然我比任何人都更想做好每一件事，但整个状况却越来越恶劣。身体的疼痛，让我日渐远离我想要的生活。我的自信心下降，变得很急躁，总是觉得自己会受挫或失败，我像是被什么东西追赶着。

我的童年是不幸的。才五岁我就害怕母亲会抛弃我与小我四岁的弟弟。每天晚上我都要看着妈妈在大门外等爸爸回家，她一站就是好几个小时，因此我无法安稳入睡。我常常听到天要塌下来般的叹息，看见妈妈脸上的阴霾，妈妈是一个不幸的人。上中学后，我决心成为妈妈的守护者。如果不想让妈妈离开我，我就要做妈妈喜欢的事，如果要这么做，只能舍弃自我。

我渐渐成为一个抑郁的孩子。虽然我经历了许多曲折，但当时很多孩子都有相似的痛苦，因此我认为这是很多人都会有的家庭生活，只是我在心里告诉自己，不要给我的孩子带来同样的痛苦。童年的痛苦妨碍健康自我的形成，通过咨询，我得知自己潜意识中的负面情绪对养育子女产生了影响，这是意想不到的事。已经遗忘的不幸过往被重提，让我难掩内心的慌张。结果，我的不幸还是传给了孩子，我不禁自问：我是不是一开始就没有成为一个好妈妈的资格呢？

女儿在痛苦地喊叫，身为妈妈不能坐视不理。即使没有信心做好，也要尽可能地尝试一切可以做的事，因为我仍然想成为好妈妈。要做到这一点，第一件事就是拨开笼罩我的抑郁阴霾。想要换一副"新眼镜"看自己的心，我必须先正视快要摧毁自己的焦虑情绪。

我现在要学习如何停止与焦虑战斗，以及与其共存

的方法；我也必须掌握与恐惧成为朋友，并与之共同生活

的方法；我还要和曾经支配自己的不幸的过去和解，并认

可过去爱孩子却也讨厌孩子的平凡的自己。

　　我爱我的女儿，因此在一定程度上，我还是可以成

为一个好妈妈的。

让孩子陷入痛苦的话

今天的心情：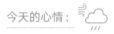

　　我对女儿的态度很不成熟，动辄命令威胁她，胁迫不成，就改用怀柔的方式。这样的行为就像徘徊在巷子里收取地盘费的小混混一样，如果各种方式都没有效果，我会感到恐惧。恰恰因为是自己的孩子，我才会肆无忌惮地指责和嘲笑，甚至在女儿态度好的时候也还是会骂她。

　　我心情好的时候，给女儿自由的空间像宽广的太平洋，但如果发生不顺心的事，这个空间就会瞬间变成手掌般大小。

我经常说放弃女儿之类的话，并以"妈妈身体不舒服"为借口，让她产生对我的责任感。

我常常发泄对老公的不满，并希望女儿能倾听，却从不思考如何控制自己的情绪。

现在，我仍然忍不住对女儿使用语言暴力，也许她从小就学会了屏住呼吸，因此不幸在她幼小的心中一点点累积。希望大家能仔细看看我过去常对女儿说的话，是否也和你常对子女说的话相似。

"没见过这么不听话的孩子。"

"长大后想当什么？"

"如果不好好读书，就得去捡破烂。"

"如果你要这样，那何必读书？把书拿去丢掉。"（真的会去丢掉。）

"如果真要那么做就马上滚出去。"（制造恐惧感，弄得好像真的要赶她出去一样。）

以上是女儿上小学时我经常对她说的话，这些都是为了让她顺从我的胁迫。这让孩子恐慌，如果不顺从父母，人生就不会朝好的方向发展。胁迫是在孩子心里制造不安，是随意操控子女的最差的处方笺。

我不尊重女儿的人格，打击了她的自尊心，虽然这些话是希望通过和他人比较，让她反省才说出的，但轻率说出口的话只能带来负面的结果。我完全不顾女儿的处境，只按照自己制定的标准评价她，并残酷地限制了她日常生活中的自由。

以下是我在女儿进入青春期时常说的话：

"你到底有没有打起精神生活？"

"如果是我，根本不会让这样的事发生。"

"考了那种分数，你还笑得出来？"

"你到底像谁，为什么不能自我管理？"

"唉，我现在也不知道了，随便你。"

女儿患上抑郁症后，我的语言暴力并没有停止，大

部分的话都是戴着鼓励面具的谴责，或是毫无根据的盲目
肯定。我明明不是医生，却像医生一样，不断提出攻克抑
郁症的方法：

　　"积极一点儿，老是这样，你只会越来越
抑郁。"

　　"那是什么表情？开朗的表情会产生正面的
想法，别人看了还以为你家有丧事。"

　　"你一定做得到。"

　　"不论什么情况，都努力往积极的方向思考
吧，世界上没有办不到的事，说'不行'都是
借口。"

　　"你就是太敏感，才会得这种病，不要对所
有的事情都这么在意。"

　　"如果连自己的情绪都无法管理的话，生活
就完蛋了。"

　　如果事先知道语言暴力的危害，我会选择沉默，因

为我说过的话太粗鄙。但如果故意不理孩子，会更好吗？如果我是一个旁观者，如果我在苦难面前选择暂时后退，如果过去的我知道暂时停止的力量，应该能走上与现在不同的道路吧！

我开始沉默，重新审视与女儿的关系。也许蹚过沉默之河，我们才能学会好好说话。我们真正该说的话总是像夜空中闪耀的银河一样，在无法触及的地方出现。

管住自己的嘴巴

今天的心情：

　　我的不幸总是从我的嘴巴开始。据说，负面话语的影响需要五倍的正面话语来弥补。

　　因此，如果受到一次批评，要得到五次称赞才能找回原本平和的心。仔细想想，我几乎没肯定过孩子，我是一个不会积极思考的人，却反过来担心总是正面鼓励会产生的问题，甚至希望女儿最终能成为一个积极的孩子，我真是无耻。

我常常充满焦虑地对孩子说：

"快点吃药吧。"

不该说的话又说出口了。并不是只要符合语法和语序的话就能说出口的，要想说些漂亮又有效果的话，就必须多次琢磨。虽然我想找到能为女儿带来快乐的话，但这是一件困难的事，即使找到，也无法走进女儿内心。如果想说一些能改变女儿人生的话，就必须通过深刻的、独自的，或者长时间的思考。如果做不到这样，至少也必须做一个真正懂得人心的人。

我是这样的人吗？我是能感受他人的情绪而不轻率行动，能同理他人而不轻易被他人情绪影响的人吗？

女儿最近很危险，她的心情以小时为单位而变化，食量也忽大忽小，让人怀疑她是否有进食障碍。"肚子不饿吗？""心情如何？"我习惯性地提问，却并不是为了得到回应。

也许我是在期盼女儿快点改变，这样我的心情就能变好，但我意识到，我的心情随着孩子变化是很危险的，我必须在此划清界限，改变一下自己的想法。女儿改变是好事，但说真的，这对我有什么用呢？为了生存所做的努力没有任何人可以代劳。女儿照着自己的步调前进，我也依照自己的节奏努力生活，相信这也是女儿所希望的。

不久前，我曾问过女儿想做什么，她的回答意外地单纯朴实，更令我惊讶的是，我再次发现自己是没有能力站在女儿立场上思考的妈妈。

我的话犹如泥水，需要静置，等待时间流逝，脏东西才会下沉，水也才会渐渐变清澈。如果想变成清水，就要过滤，因此需要很长时间，且必须多次过滤。哪怕只去除我说过的没有责任感的、卑鄙的、想逃避的话，我也会活得比现在好。

对不起，我是出身贫寒的妈妈

今天的心情：

　　过去我拼命跟随主流，因此我认为，让还没上小学的女儿提前学习是非常重要的。我们的未来是未知数，所以不安的日子一直持续着。为了消除这种焦虑，我选择了课外补习班。为了赶走自己内心的空虚，我开始训斥女儿，并向她灌输上了高中以后就会被扔进垃圾桶的无用"知识"。当时，我小时候贫穷生活的记忆不断浮现在我脑海中，还夹杂了不能拥有、享受东西的痛苦。那时，彻底解决经济上的困难成了我人生中的最大目标。

赚钱不容易，我的工作也不能让我赚到很多钱，但为了不让女儿因为经济困难而错失机会，我竭尽全力，即使健康出了问题，也一刻都不休息。另外我还必须负担我妈妈长期住院的医疗费用，在支付了她的住院费用和女儿的教育费用后，存折上的余额总是零，这让我看不到苦难的尽头。

我之所以如此训斥女儿，并对她的教育殚精竭虑，是因为我拥有的东西少得可怜。我不是比他人贪心，也不是我的生活比较顺利，只是因为我的处境和环境十分艰难，于是我忍着现在的痛苦，想着总有一天会得到补偿。我期待着不违抗妈妈命令的模范生一般的女儿，成绩单上总是标记着第一名的女儿，在不久的将来会送给我一份礼物：顶尖大学的录取通知书。人类的思维本就具有惯性，如果放任不管，就会总是产生同样的想法，只下同样的结论，就像我的想法总是徘徊在送女儿进入顶尖的大学一样。

人生会不断有新的挑战，但当时的我是冒着生命危险在战斗，结果对我来说是万幸，但女儿却开始不幸。这就像是我给女儿十块钱，她要还给我五十块钱一样。我当时不知道女儿已经走上了不幸的道路，每当她拿到耀眼的奖状时，我就尽情享受飞向天空般的雀跃，那时还有一些妈妈问我教育的方法，这让我的下巴越抬越高。

虽然我的人生微不足道，但我确信女儿的未来会有所不同。那是一段不知天高地厚、做着荒唐梦的时期。如果觉得她稍微有些松懈，我就会说："现在不是放松的时候。"女儿没时间和朋友见面聊天，因为我觉得那是浪费时间。我忽视琐碎日常的闲暇时光，但那样执着于效率，实则是往低效率走。

疾病是身心传递出的信号，告诉我们要过另一种生活，我收到了要过与以往不同生活的重要信息：我生病了，连女儿也患了抑郁症。人在年轻的时候，无论如何都渴望生存。那时我不太清楚自己想要什么，所以别人想要的东西，我也想要，等变成自己的，我才能感到满足。我当时想要的是女儿能幸福，却选择了跟随流行的教育方式，变得日渐扭曲。如果回到那时，我会作出其他选择吗？说真的，我不确定。女儿怕辜负了我的期待，为了能让我开心，她选择了牺牲自己的意愿。

女儿舍弃了自己的生活，过着我安排给她的日子。她忍受着孤独，一直孤军奋战，最终累倒了。我每晚都会莫名地哭泣，很想把女儿再放回肚子里，怀着喜悦的心情等待十个月后再次生养，也许我会做得比之前更好，我真心想成为另一个人。如果希望如此，首先我要改变。如同想重生就要先死去一样，想在活着的状态下重生，就要努力超越死亡。

现在，我不再认为跑得比我快的人是领先于我，不会再毫无理由地感到不安，也不会再抱怨世界对我不公，我不再事先制订要达到特定目标的计划，也不再挂念银汤匙了。那么，我能得到救赎吗？

今后不想再假装开心了

今天的心情：

　　彻夜传来的键盘敲击声告诉我女儿今天也熬夜了。我因为焦虑睡得很浅，不断思考锁着的房门后的她在想什么，如何度过漫漫长夜。不知从何时起，女儿不再对我笑，也不跟我说话，无论何时，主动搭话的都只有我。

　　女儿之前诉说痛苦的声音很小，像是听不见的气音。她总是睁大眼睛，不停诉说只有长时间观察才能发现的隐隐约约的痛苦，虽然小小的不舒服逐渐变成巨大的痛苦，但是迟钝的我却听不懂，直到这些气音变成呐喊，我才恍然大悟，但事情已经发生了，而且已经来不及挽回了。

我之前把女儿压抑的情绪、被无视的心、没有治愈的伤口都封印起来，假装没事，结果有一天，封印自己解开了。情绪永远都是微妙且难以理解的，它不会因为不表露就消失，被压抑的情绪总有一天会引发意外。虽然迟到了很久，但我决心着手处理这场大事故。

我习惯做违心的事，说出的话总是带着些虚假的信息，这一点被在这种环境下勉强撑过来的女儿发现了。女儿应该对我失望很久了，又或者她其实不喜欢厌恶母亲的自己。我们之间产生了无法填补的鸿沟，从中流出的压抑情绪，最终汇成了滔天洪水。

总是带着开朗表情的乖女儿，认为自己不能对妈妈表达不满，且必须为了顺应环境而拼命努力，最终却崩溃了，正如医生所说，现在还不能确信崩溃是希望的信号。

孩子就像父母的老师，女儿的抑郁症仿佛在提醒我："妈妈必须在为时已晚之前，先成为健康的人。"她开始自我治疗，同时也告诉我要诚实面对情绪，但愚蠢的我没有勇气坚持下去。最终，看不下去的女儿以抑郁为武器，击碎了我的懦弱，并竭尽全力说服我，即使很痛苦，我也要接受并勇于承认。

自我治疗似乎有一定的效果，女儿正慢慢找回过去遗失的自我，并努力修正和重建自我。她似乎下定决心不再把自己的人生托付于我，并恐惧地表示做梦都不要再梦到被我摆布的人生。她面无表情地告诉我："今后我绝对不会再装开心、装幸福了。"

对父母来说，孩子真是可怕的老师。

奇怪的计划

今天的心情：

　　我想活得清静一些，希望能预知并远离坏事，活得舒适又清静比什么都重要。梦想幸福的时候，我也希望我的幸福有品位，如果说这是贪欲，姑且算是吧。人生很多事都不能如愿，我处在与世隔绝般的孤独中，无法估量我人生苦难的大小和深度。如果是聪明的人，也许能在深井中挖掘生活的智慧，但我并不是那样的人。

　　我在一夜之间突然成了妈妈，虽说跌跌撞撞也是自

然的事，但我也没有时间陷在挫折中。老公做出让家人无
语的事，他本该承担自己犯下错误的后果，却消失得无影
无踪，他本来就是那种小事可以一起讨论和思考，大事很
难一起承担的人。所以我必须独自面对，要筹措生活所需
的资金和孩子幼儿园的费用，这根本不是可以让我挑三拣
四的处境。虽然我需要强健的身心，但当时我已经是甲状
腺功能亢进症患者了。

压力威胁着我的身体健康，就连处方药都难以奏效。
然而，比起身体的不舒服，我更担心独自熬夜的女儿，只
要一想到她这样，我的心就会流泪，泪水多到仿佛即将涌
出体外。我每天为生计发愁，甚至顾不上怨恨老公。生活
安定下来之前，女儿都由外婆照顾，下班路上每次和她通
话，电话那头的哭声一直折磨着我，直到我沉沉睡去。

不知从何时起，孩子开始谎称外婆会打她，还说舅
舅很可怕。我知道她是想回家，虽然明白这是她对我的
思念，也了解她缺乏母爱的痛苦，但是我无法马上接她回
家，只能每两周带她回来一次，并尽力安抚她。

那时的我总是很焦虑，不断思考这样浪费时间是对

的吗？我们处在即使努力也难以改变的恶劣环境中，我很担心女儿以后会因此被议论，所以打起精神告诉自己，现在不是失魂落魄的时候。

我开始制订周末要和女儿一起完成的计划，这是为了减轻无法提供良好环境的罪恶感，以及可能成为单亲家庭的愧疚感。这些计划看似是为了女儿制订的，其实是为了让我的心更舒服。即便如此，我还是很喜欢这些计划，借用布莱斯·帕斯卡尔（Blaise Pascal）所说的话："人类所有的不幸都源于他不知道如何安静地待在房间里。"也就是说，我所有的不幸都是从制订这些无用的计划开始的。

我一有空就搜寻教育子女的方法之类的内容，并浪费了许多时间。我往往在收集了这些没用的零星资讯后，一时间陷入一切皆有可能的错觉中。在把女儿送回外婆家之前，为了让她多读一本书，我不让她睡觉，而且剥夺了她与我的亲密时间；我还把她带到许多地方，将口袋中本就不多的钱花在展览馆或博物馆之类的地方。

请不要责怪我，严格来说，我没有错。我只是没意识到自己在做什么，这与愚蠢稍有不同，我只是观察力不够敏锐。我是一个只会制订无意义计划的人，在送女儿回去之前，我都会把计划付诸实践。我想要彻底洗去自己的罪恶感，包括我没办法陪伴女儿的内疚。我的周末往往就这样结束，但是我认为自己尽了最大的努力，所以心里踏实多了。

女儿回外婆家的那天，我总会看到她悲伤的眼睛。对她来说，跟着妈妈到处走的两天，就像盛夏烈日下的冰激凌，很快就融化了，还不如像傻瓜一样白白浪费时间，那还更轻松。我认为只要像这样持续下去，女儿应该能习惯，并学会不断忍耐。

孩子对父母没有什么奢求，但不断要求孩子的总是父母。其实妈妈的存在本身就能让孩子感到幸福，但明白这个道理的人不多。我老是觉得没能给女儿什么像样的东西，所以总是对她感到抱歉。父母认为自己希望做的事，子女也同样喜欢，这是一种错觉，而孩子缺乏爱的感受，就是源于这样的错觉。

我在不知不觉中变了很多，过去的我希望做一份能拿到平均薪资，不会让女儿丢脸的工作，但后来我渐渐抛弃了这种单纯的想法，我开始摁着计算器按键，计较利益得失，变得很世故，我成了丢人的妈妈。

我的人生突然变得一团糟，因此原本的理想也被深埋在记忆中，我不停地憎恨他人，不断摧毁现在和即将到来的未来，我甚至连自己的孩子都不放过。

我现在仍然不清楚如何在努力生活和顺其自然之间保持平衡，只是踉踉跄跄地前行，也许正因为如此，我依旧执着于制订计划。

走在漫长的隧道中

今天的心情：

　　我一生都在与缺点战斗。因为我总是与人吵架，所以我很了解自己的缺点，但要接受这样的缺点，又是另一个问题，这需要我付出更多努力。希望有人能温柔地引导我，没有比这更令我感激的事了，但这需要足够的勇气，也需要我先向自己伸出和解之手，所以我尽可能地拖延这件事。今天，女儿的精神科医生对我说要轻松地去处理自己生病这件麻烦事，所以我放弃了拖延的念头，去了一趟

医院。之前，因为女儿不希望我单独见主治医生，所以我
多次忍住了想找主治医生的冲动。

　　医生把精确的检查单递到我面前，我在"我经常想自
杀"的选项旁边打了勾，在强忍眼泪的瞬间，医生似乎预料
到了，抽出卫生纸拿给我。其实，我一直想刨根问底地问医
生："女儿服药已超过一年，怎么没有任何好转的迹象？比
起这样的检查，你是不是遗漏了更需要做的治疗？"但是无
论怎么看，像罪人的都是我，医生似乎也是这么告诉我的：

　　　　"这是你的命啊！"

　　不可能！我假装没听到，装作没事似的坐着。

　　我不做别人讨厌的事，我的自尊心比任何人都强。
我讨厌的人、事、物很多，坦白说，我也很傲慢、很自
私，我是感性比理性多的人。因为生活困难，我常常避开
他人，所以有时会感到孤独。相反地，如果在做一些讨厌
的事或和讨厌的人相处时，即使我不喜欢也能假装喜欢的
话，现在的生活是不是就不会那么痛苦？

"你知道女儿的抑郁症有多严重吗？"

"你知道抑郁症的成因一半以上是因为妈妈吗？"

"你相信经过全面的治疗后，情况就会好转吗？"

"你认为抑郁症是可以治愈的病吗？"

我边哭边这样质问自己。我和装作不知道女儿痛苦的自己争吵，和茫然抱持希望的自己争吵。每当她痛苦时，我总会这样质疑埋怨女儿的自己，也会讨厌这样的自己，还会用力扇自己的脸颊，我真的是一个讨人厌的人！

我知道我的生活变成这样不只是我的错，我现在的心情也比过去轻松多了。虽然我一无所有，但我相当平静，也不太感到寂寞，我也越来越少埋怨自己。生活勉强过得去，但是恐惧依旧存在，我怕痛苦没有尽头，所以很迷惘。我不想回忆过去，也不再幻想未来，我希望一觉醒来，一切都化为灰烬，然后重新开始。

与孤独成为朋友

今天的心情：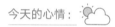

　　我不是一个坚强的人。不久前我和朋友发生了激烈的冲突，朋友完全没有察觉我内心的纠结，而我自己则不断地胡思乱想。我不知道是由于我真的太脆弱，还是因为自尊心太强，才发生这样的事。

　　我不确信是因为讨厌那个人，所以不喜欢他所说的话，还是因为不喜欢那个人平时说的话，所以连带讨厌他。我推测是后者。对那个人来说是理所当然的事，为何我却必须经历如此艰难的、痛苦的过程才能实现呢？那么没有同理心的人，为什么每次都会这么幸运呢？

对我来说"哎呀，怎么会这样"的事，对那个人来说总是以万幸结尾。这真的很让人困惑，我受伤的原因不是别的，就是来自比较。让我无法摆脱这种自我毁灭的懦弱想法的人，正是交往三十年的知己。

我曾剪过耳下 3 厘米的发型，那个样子不适合我且很俗气，他看过我当时不懂事的青涩模样，这样的人最具有威胁性。

他是无论我说什么都听得懂的人，就像我肚子里的蛔虫，是很了解我心灵的人，但这很容易让人过于习惯对方，并开始忽视对方。我后来开始忽略对他的关怀，我们逐渐变成了彼此最亲近却也最容易伤害对方的人，因为是认识了很久，也信任了很久的朋友，所以伤痛更深。

"你真倒霉。"

"你真是命运多舛。"

"你过去已经够辛苦了，居然现在连孩子也

得了抑郁症？"

"你直到孩子确诊前都不知道吗？"

"怎么办，那是很难缠的病。"

朋友总是给还没准备好的我当头棒喝，我接连遭受打击，还没等我打起精神，就产生了许多新的烦恼。

我是要对抗，还是与这个朋友断交，从此进入孤独之中呢？有人告诉我，如果回嘴就等于认输了，所以我应该成为敢于对抗到底的勇士，从现在开始磨刀，并练习战斗技能，我越来越焦虑。

目前面临的问题是，在练好战斗技能之前，我可能会继续受到攻击，真的有必要这样吗？那些人值得我继续与他们维持朋友关系吗？

人类往往旁观他人的不幸，以确认自己的安全。无论在什么地方，我们都会寻找不幸不会发生在自己身上的证据，并因此感到安心。其实，如果一直想着自己会发生什么事，反而会忽略过去不幸的事实，但拥有这种智慧的人并不多。

　　我决定不与任何人争吵，并置身于孤独之中。我不是心胸像大海一样宽广的人，也不是该被他人轻视的人，我只是把孤独当作我的新朋友。我享受一个人的状态，一个人也很开心，这样反而能确保拥有补充能量的时机。我放弃了对他人的期待和失望，只和自己相处，因为我很珍贵。

　　　　如果你想要有一句在黎明或夜间、为快乐或是痛苦都可以适用的座右铭，那么你可以在自己家的墙壁上，用遇到阳光则呈黄金色，月光照上去则呈银白色的文字写上："凡是别人遭受的，自己也都会遭受。"[①]

　　　　　　　　　　　　　　　　　　——奥斯卡·王尔德

---

① 节选自中国人民大学出版社于 2004 年出版的《王尔德狱中记》，孙宜学译。——编者注

第三章

这个病能治疗吗

妈妈背我（独白）

"妈妈，背我！"

最近，女儿一天至少会说一次这句话。

"妈妈可能不知道，因为妈妈我感到很痛苦。"

"如果你能一直背着我，也许我会慢慢好起来。"

我不知道我对这句话的解释是否正确：

女儿实际上已经二十三岁了，

但她似乎拒绝这个数字，并希望活在三岁的年纪。

即使我想背女儿，但现在她的身体长大了，我背起来也很吃力。

我到这时才后悔以前没有多背背她。

那时候真好。

女儿的内心有两个不同的自我，

刚开始走路、稚气未脱的女娃娃，以及艰辛地对抗抑郁的二十多岁的女孩子。

迷失的自我

今天的心情：

    虽然有些人什么都不做也能成为好妈妈，但是我选择尝试做许多事。我的心很容易达到沸点，沸腾后，心里充满水蒸气，我无法控制那种热气和湿气。哪怕只是吹气球这种简单的事，我都会认真去做，我也不断将要吹的气球递给已经拿了许多气球的女儿。

    我为了将气球吹得更大而焦虑万分，吹得喘不过气，我以为五颜六色的气球可以带着孩子的人生翩翩起飞。但气球越大越容易爆炸，我做梦也没想到自己吹的气球会爆炸，还发出这么大的声音。

当气球爆炸后，一切都静止了，女儿好像完全迷失了。不，坦白说，迷失的其实是我。

只要是女儿的事，我都会过度烦恼并干预，女儿也说我是把自己错过的梦想强加给了她。我只是想着吹气球，并把气球展示在不错的地方，没想过要问女儿累不累，心情好不好，直到她在陌生的地方迷路了，我才明白这一点。

现在回头是不是太晚了？

女儿迷路这件事，不像我所想的那样可怕，虽然她在岔路口有选择障碍，但她已经具备了战胜困难的能力，反倒是我感到了害怕。女儿也许是想在自己选择的路上，放开我的手，喜悦和悲伤、希望和绝望，全部由自己承担。所以她现在可能不是迷路，而是宣布要自己出发寻找自由。

我想我们会找到路的，她应该很快就会康复，但为什么这件事要发生在我女儿身上？

　　我站在迷失的道路上自言自语，我很孤独，但我的生活并非全是痛苦。当气球爆炸后，我迷路了，最终酿成现在这种尴尬局面的人是我，我选择虚心接受这一切。

　　"看看我，我就是你制造的痛苦。"

　　我越看越难受，但我不能逃避，累了就去找隐藏在日常生活中的希望。当我在冬天穿过的外套口袋里发现两枚五百韩元旧硬币时，心情仿佛走在一条狭窄却充满快乐的小道上，也许这就是人生真正的样子。

是泪水，还是鼻涕

今天的心情：

　　我把自己关在自我建造的一所名叫罪恶感的监狱里。监狱门十分沉重，因此绝对不会有人来开门，只能自己打开走出去。

　　我曾经以为女儿可能不知道我一直在观察她，但我现在发现，她很在意我是否在看她的脸色。我从很久以前就开始观察女儿了，到现在已经成了日常。

　　我之所以观察孩子，是因为我每天都被罪恶感折磨，从我的角度来看，我只是在看女儿的脸色行事，但女儿却认为自己在被妈妈监视：

> "妈妈一直想干涉我的一举一动，你觉得我有办法忍受吗？那么你也被监视看看！"

我以这种心情暗暗享受消除罪恶感的轻松，但这种方式也会让我厌恶自己。

女儿每天都在啜泣，不知是因为感冒还是悲伤，这实在让我难受，她不仅拿卫生纸擤鼻涕，还必须去浴室洗脸。我只能装作什么都不知道，什么也不好奇，面无表情地坐在椅子上一动不动。

我好想进入女儿的房间确认她的心情到底如何。看，我就是这么令人讨厌。

不久前，我在书中看到"给孩子带来痛苦的七种妈妈"，我占了其中五种。

◉ 为了女儿什么都做的妈妈。

- 向女儿撒娇并纠缠女儿的妈妈。

- 模仿超人，说自己什么都做得到的妈妈。

- 把全部精力放在孩子身上，不顾自己人生的可
  悲妈妈。

- 教养方式不一致的唠叨妈妈。

　　为了女儿，我问心无愧作了一切准备，我希望她能理解这样的我，我也想成为任何事都能做好的万能妈妈。因此，我自己的人生计划总是被抛在脑后。荒谬的是，有时我甚至为这样的自己感到骄傲。

　　我最近每天都在罪恶感监狱里写悔过书。人生道路上不仅需要适当前进，也需要适时而退。如果错误解读时机，就会屡战屡败。现在的我必须彻底退出，因为仅差一步就可能满盘皆输，我只能做个不唠叨的"粉丝"，在远处默默支持女儿的人生。

　　人生的冬天格外漫长，然而正因如此，春天才更让人期待。无论严寒如何肆虐，我相信寒冬过后，总有一天会鲜花盛开。

有时也得有这样的日子

今天的心情：　☀

　　女儿长得像花一样漂亮，就像一朵在花海中用浓香彰显自己的黄色小苍兰，她也像小苍兰的花语一样天真纯朴。如果知道有人说我像小苍兰，并用"有香味"或"没有香味"来描述我，我肯定会激动得流下眼泪，甚至全身起鸡皮疙瘩。无论如何，我喜欢把我的女儿比喻成花。

　　某天，我突然成了妈妈，从此，为了女儿，我下定决心要成为充满力量、无所不能的超人妈妈。但是，因为我们家的情况，我被迫一并扮演起父亲的角色，弥补父亲的缺位，所以这就需要我更加坚强，因为能担负起这个重任的只有我。

虽然我为了扮演好爸爸和妈妈的双重角色而孤军奋战，但最终我不得不承认这两个角色都失败了。我鼓励女儿成为能力超群的"阿尔法女孩"，希望她拥有非凡的领导能力和自信，但其中也存在矛盾。

"女孩子这像什么样子？"

"女孩的房间为什么这么脏？"

成长过程中深受女性刻板印象影响的我，从某个时间点开始，也对女儿提出相同的要求。作为缺少父亲关爱的独生女，无论是在家庭环境还是在学习生理常识方面，女儿了解性别差异的机会都很少。不管是教科书还是学校，也都没有好好教给她相关知识，而我也不是能够正确认识性别差异的人，所以很难正确教导女儿。

女儿是看到男孩子们偷扯女生长发或掀女同学裙子

时，才开始知道男女有别的，并且逐渐对想通过炫耀自我力量来彰显自己性别的男同学，产生了负面印象。随着女性气质的增强，她感受到了不能随心所欲的压抑感，并自然而然地将男性视为竞争对手。她似乎把温顺、乖巧、温柔、撒娇之类的特质，统统丢进了垃圾桶，成了木讷又激进的人。

那样的女儿今天特意花时间站在镜子前，拿出造型器整理头发，还涂了眼线和睫毛膏。这是她抑郁症加重后，一年只能看到一两次的珍贵场景，我感到非常高兴。我并不是因为看到女儿正在找回被她抛弃的女性气质而高兴，而是因为现在有了最重要的转变，无论是转换心情或转变气氛，任何改变都可以。她像今天这样打扮外出，也是必要的。

既然如此，我就更贪心一点吧，希望女儿能和某个人坠入爱河，脸红着对我说："妈妈，我有喜欢的人了！"我希望这样的日子快点到来，我希望她不要害羞，也不要为努力得到爱而感到丢脸，还希望她能拥有火一般的嫉妒之心。我希望她不要因为付出而感到劳累和厌烦，也希望她对比预期中还要短暂的心动感到惊慌。我甚至希望她有被心爱的人背叛的体验，哪怕一次也好，我希望她能有心痛的离别体验。

坠入爱河时，爱情就像棉花糖一样柔软甜蜜，如果对这份甜蜜念念不忘，就会在寻找爱情中徘徊。仔细想想，我曾经历过一段觉得一切都索然无味的岁月，但随着时间的流逝，我从中领悟到了很多，坠入爱河的那段时间尤其如此。翻开以前的日记本，我发现当时的时光教了我许多，每次爱情的结束都会让自己成长。希望女儿今天外出的经历也能成为日后值得回忆的日子，也希望她能客观看待且不要无条件摒弃自己的女性特质，并发挥女性特有的感性，让人生更丰富精彩。

我硬把一脸不情愿的女儿抓来拍了一张照片，而且将她漂亮的模样上传到了社交软件上，并写下想说的话，一边欣赏一边感到欣慰。话说回来，我的社交软件账号可不能被女儿发现……

是激素在恶作剧

今天的心情：☁️

　　想拥有一颗坚毅的心是很难的，这个世界很喧嚣，但我却无暇感受，因为我内心的喧嚣比它更大，光要平息这些喧嚣我就已经筋疲力尽了。

　　当做任何事都得不到安慰时，我会读那些比我更痛苦的人的故事，如子女死亡，再也见不到面的故事。如果读到那些悲伤的故事，我的痛苦就会相对变小。然而，人类是很肤浅的生物，当翻到故事的最后一页时，我忘却的痛苦就会再次袭来。

我今天的日记也包含了对身世的哀叹。是哀叹，也是自白。我在哭诉痛苦命运的同时，也反省自己是伤害孩子的罪魁祸首。

一个月一次的生理期，是激素水平低下的非常时期。女儿在生理期时整天睡觉，连搭话的时间都不给我，如果和她搭话，我会很容易因为她的顶撞而崩溃。如果孩子的睡眠超过正常时间，我就会想进她房间确认她是否还在呼吸，因此常常盯着她关着的房门，犹豫老半天是否进去。

能治愈抑郁症的药物尚待开发，在这之前，我必然会因为无休止的等待而疲惫不堪。一旦药物被开发出来，好转就有了希望。有了希望，有些人会坚持到底，有些人则会看到自我治愈的奇迹，但我和女儿在这方面很绝望。虽然每周去医生那里开一次处方药，我却丝毫感觉不到女儿的变化，我也问过吃药的女儿效果如何，但她总是回答"不太清楚"。如果医生说治疗的效果取决于患者的治疗意志，我就会非常生气，这还需要他来说吗？

我想找一天尽情说想说的话，今天就是那样的日子。

"你被给予的人生，无论如何你都必须自己看着办，顺其自然吧！"

当我说出这些话，大部分都是在无法解释女儿发出的无言信息的时候。"是希望我救你，还是让你一个人静一静？"在这些难以理解的信息面前，我好像变成了傻瓜。女儿遭受创伤，过着与以前截然不同的生活，当时的我也正在经历创伤。

在无处不是悲伤的世界里，停止痛苦的唯一方法就是揭露伤痛。

我目睹女儿患上抑郁症，

我很难过，

我内心也十分伤痛，

我觉得自己就像一个傻瓜。

我开始养猫

今天的心情： ☀

　　我的人生毫无乐趣，生命每天都在无意义地流逝。然而，猫咪的出现改变了我的生活，每每我遇到困难，只要一想到它，嘴角就会自动露出微笑，丝毫不会感到厌倦。

　　为了猫咪，我即使花光所剩无几的积蓄，也不会感到一丝心疼。只要想到它，就能奇迹般得到安慰。让猫咪成为我们家的一员，是因为女儿得了抑郁症，并承受着痛苦。否则我绝不会成为猫奴的，这是以前我连想都不敢想的事。

养宠物的责任比想象中大，必须具备定时喂它吃饭、按时带它接种疫苗并承担昂贵医疗费的能力。我从来没想过将自己的人生和动物绑在一起。

女儿从小就爱看猫咪的照片，虽然她会买零食喂流浪猫，但也就仅此而已。

"妈妈，小猫很可爱吧？我们也可以养吗？"

女儿每次这样说，我都当作没听见。说真的，比起猫咪的幸福，我更愿意为了女儿的幸福做任何事。每次看到猫咪，我都会觉得很可爱，但那就像是欣赏挂在美术馆里的莫奈画作一样，虽然画作非常美丽精致，但是把它带回家，却是不现实的事。猫咪也一样，它和我的人生是两条不相交的平行线。

然而，自从和猫咪一起生活后，我就深深被它的魅力所吸引。与对主人表现出忠诚的狗不同，猫咪具有独特的魅力。它的声音很小，我听到偶尔传来的猫叫声，甚至会觉得它像天使的声音。它也是安静的动物，饿了会在猫碗前默默等好一阵子。从主人的角度来看，这段时间比想象中长，会觉得猫咪好可怜，因此对它很抱歉。如果不论怎么等都等不到饭，猫咪就会安静地走过来，用圆滚滚的眼睛看着主人，长长地"喵"一声。这真是再怎么宠爱都不为过的动物啊！

猫咪会长时间望着窗外，看着它静静等待的背影，我会开始思考什么是孤独，也会开始反省自己总是等不了太久的缺点。看着吃了猫粮后感到满足的猫咪，就会觉得总是被欲望驱使的自己很羞耻。

当我抚摸柔软的猫毛时，猫咪会无缘无故生气，但它敏感的心很快又会变得柔软。当我需要有人安慰时，在我身边熟睡的猫咪，就像温暖的热气包围着我，自然而然就能得到安慰。当我在冷漠的世界跌跌撞撞后，回家时若看到猫咪默默翘起尾巴到门口迎接，心马上就会被那份甜蜜所融化。它若无其事地摆出人类无法做出的姿势，或肚子朝上像人一样躺成大字形睡觉的模样，这些都会给平淡无趣的日常生活带来慰藉。

看着女儿和猫咪在一起的画面，就会产生她的抑郁症完全被治愈的错觉。女儿笑着看猫咪，猫咪也十分享受女儿陪它玩儿，他们是密不可分的天生一对。女儿总是一早就给猫咪添满猫粮，清理猫砂，疏于照顾自己的她，却尽心尽力照顾着猫咪。她照顾着比自己还脆弱的存在，并时常与它交流。当她外出时，会打电话问候猫咪，这也是日常生活的一大变化。

这样的变化让我感到惊讶且幸福，猫咪似乎不知道世界上有烦恼，这让我们也逐渐忘记所有的烦恼。

女儿在生活中遇到挫折时，常常为了要得到他人的理解而竭尽全力，有时会被他人的花言巧语所骗，有时则希望大家能听她说话，但有时也会纠结：其他人会怎么想她，是不是讨厌她？

在这样令人疲惫的日子里，如果想躲到某个地方休息，猫咪的陪伴绝对是最佳选择，我也希望猫咪能一直陪在女儿身边。

另一场战争，减肥

今天的心情：

　　"Diet"（节食减肥），是我非常熟悉的英文单词。我的减肥史很长，且持续到已年过五十的今天。现在可能已经有点厌倦了，但是还不能说已经完全脱离了减肥。只要回想有关减肥的往事，总会想到一个词：

　　"健硕。"

我非常讨厌这个形容。虽然这是很久以前的事了，却仍影响我的心情，因为这是在嘲笑我个子高，骨架大，它本该用来描述乙支文德将军或李舜臣将军的英雄体魄，却被人毫无顾忌地用来嘲笑青春期的少女，说出这个词的人应该受到惩罚。

170厘米的身高在过去并不常见，我总是想着不要再长高了，却还是不断长高，最终成了人们眼中的健硕女子。这也许是个子矮的男生，为了正当化自己的矮个子而说的话，但"健硕"这个词却不知不觉刻进了我的心里，从那时起，我开始憧憬成为身材纤弱，仿佛风一吹就会飞走的女人。

事实上，我也曾经消瘦过。二十多岁时，我开始节食，并控制身材，后来又患上甲状腺癌，与病魔战斗时，自然瘦了下来，但我的人生并没有因此而改变。虽然比之前多了一点自信，而且不受尺码限制地购买漂亮衣服是一件令人开心的事，但是这没能为我带来全新的世界，反而给了我另一种痛苦，因为我开始害怕自己的身材再次变壮，所以费尽心思地保持。

　　我追求独特且有个性的生活。我把这个没能实现的梦想，原封不动地托付给了女儿，希望她成为苗条且与众不同的个性女人。女儿升至艺术高中后，比起健康饮食，她更喜欢吃不健康的美食，所以渐渐变胖，校服也开始穿不下，我害怕她的身材变壮，因此不得不宣布展开与对抗抑郁症不同的另一场战争。

　　世界上不认为变胖是问题的人很多，但担心自己变胖的人，只会注意他人对自己身材的评价。我过去应该教女儿对那些人说："少管闲事！我变胖跟你有什么关系？别管我！"但我过去灌输给女儿的价值观，反而令她很在意那些评价，并因此影响自己的人生。

　　我之前认为，如果女儿能变得像偶像团体中的女孩儿一样瘦，可能会重拾已经掉到谷底的自尊心，所以不断强迫她减肥。我当时是一个不会对她说"不管你是什么样子我都会爱你"的悲哀母亲。为什么当时我不告诉女儿变胖也没关系呢？女儿越执着于减肥就越担心无法成功，更害怕自己无法达到妈妈所希望的体重。我当时也不知道减肥的正确方法，只有在摆脱对减肥的执念后才知道。

在减肥方面，我现在接受女儿的指导，开始觉得完全放弃减肥也没关系。摆脱了必须苗条的强迫症后，我感受到了从未有过的舒畅。女儿宣布不再为了得到他人的认可过度减肥，也不会再因为这样的事让自己不幸福。她也表示要拿出勇气，摆脱无谓的期待和无意义的希望，展现出要克服完美主义的意志。幸好女儿身上有我所没有的智慧，放弃减肥并不意味着放弃人生，我不知道自己为何要对"放弃"这个词如此敏感。但孩子坚定地告诉我，她有其他不能放弃的东西：

- 有意义的挑战。
- 活得像个人。
- 不计回馈地给予。
- 对不正义的反抗。

女儿的话让我很惭愧，我这么不懂事就成了大人，还成了妈妈。如果可以的话，我想把自己用漂白水浸泡一段时间，用力刷洗几遍，也许洗完后我能成为更好的人。

渴望平凡的日子

今天的心情：

  痛苦的时间过得特别慢，而幸福快乐的时间则转瞬即逝。之所以会有这种感觉，也许是因为人类狡猾的心理机制。女儿得了抑郁症后，时间似乎过得很慢。她吃药已经两年了，对于"心情怎么样"的提问，她现在可以详细地回答，这点我真的很感激女儿。

  女儿最近很努力地保持愉快的心情，她比没有得抑郁症的人更努力地去参与活动。我对此其实有点担心，虽然旁人可能会认为这是积极的变化，但女儿看起来像是倾尽全力去做明知不会成功的事，叫我心疼。我对她说完全没有必要这样，我鼓励她放下支配心灵的一切，以享受人生的心态生活，她对我的这种变化感到不知所措。因为我体会到如果我不积极改变，她需要吃的药可能会更多，痛苦也会延长。因此，我决定先改变自己的心态，并努力积极地向她宣传这种心境上的转变。

幸福的时光为何如此短暂且稍纵即逝？

回首过去，我发现珍贵的时间就是当下这一瞬间。日夜颠倒、让妈妈受苦的婴儿，某天摇摇晃晃地走过来开始在墙上画画，接着在不知不觉间成了主修绘画的大学生，现在则因为抑郁症而受苦。这些都是女儿过去送给我的满心喜悦或悲伤的瞬间。不知不觉她已经二十三岁了，时间过得真快，在女儿成长期间，我怀着农妇在田中除草的心情，在人生这块土地上播下了种子。我比任何人都认真照顾播下的种子，因为不想白白浪费自己流下的汗水，所以怀着"做错一件事就会出大事"的心情努力耕耘。

之前，我有好长一段时间沉浸在成就与热情之中。

但遗憾的是，我的人生并没有按照我的期望走。小时候，我对"命运"这个词不屑一顾，我很讨厌听别人说人无法拒绝命运的话，这似乎是在表示人的无力感，表示我们被无法撼动的巨大力量推动着，所以我想尽可能地与这样的价值观保持距离。但是通过新闻，我看到了一个无可奈何的世界，并逐渐接受了这样的价值观，因为在我的人生中也发生了许多无奈的事，所以我最终成了一个命定论者。

我过去累积了一些觉得人生是如此无可奈何的感受，最终随着期望值的降低学会不得不改变自己的想法。情况不同，愿望也会不同，期望也随之变小。如果是别人，也许会作出与我不同的选择。但如果我不了解他人的立场或情况，就不能随意指责对方的选择。

无论如何，我现在正在改变。以下是我记录的不能忘记的事，并告诉自己要好好反省。

◉ 抛开想要变好的执着，集中精神，防止情况变得更坏。

◉ 努力减少口误。

◎ 坦率说出照顾女儿的苦衷。

◎ 不要习惯性地说"加油"之类的话。

◎ 不要将孩子视为易碎的玻璃。

◎ 不要过度观察孩子，以免她产生被监视的感觉。

◎ 心平气和地与女儿谈论自杀或自残。

◎ 思考一些东西会让我更能看清楚现实，虽会因此流泪，但不要悲伤太久。

◎ 不要忽视平凡日常中的珍贵事物。

父母的分离焦虑

今天的心情：☁

　　这是一个想依偎着某人哭泣的夜晚，我也希望这个人允许我以任何方式虚度自己的人生。如果哭累了，我还想说点什么。我审视着自己，并领悟到一些惊人的事实。

　　一直以来，我都是根据他人的观点模糊地决定自己是谁，很少审视自己的内心。我现在才了解自己，可惜有点晚了，我也觉得已经没有任何意义。有人说，如果人生没有欲望和愚昧，就如同没有高潮的电影或没有馅儿的包子。但这是欲望和愚昧只停留在自己身上时才会说的话，当自己的愚蠢毁了别人的人生时，我不敢再打那种比喻。

我很惭愧，至今为止我都只关注外面的世界，现在才回过神来审视自己。我绝对不是一个好妈妈，我认为开明的父母应该是这样的：

- 与孩子在平等立场上对话。
- 必要时会慎重判断并严厉告诫孩子。
- 成熟地面对孩子的情绪，并制定明确纪律。

但我却与上述特点截然相反。我是强权、极具攻击性且功利的无情妈妈。我只能说，过去的自己真的很无知。

如果希望所有的事都按照我扭曲的价值观进行，我就必须让女儿服从我的命令。如果要做到这一点，我就必须成为无止境地要求女儿的可怕妈妈。我的专长是以自己的不幸为借口，制造罪恶感，把女儿和其他孩子作比较是我每天的日常。我认为控制女儿的时间是理所当然的，她不被允许有私人的时间。

我的内心深处积聚着焦虑和绝望，窥探内心后，我所看到的自己也让我很陌生，因为真实的我被名为"害怕和孩子分离"的谎言包裹住了。找出过去未显露的因父母分开形成的焦虑特性的过程，就是打破自我，让我对女儿的控制逐渐变少的过程。不久前我仍然试图控制她，我向她倾诉孤独和悲伤，希望她能和我在一起。这让我产生错觉，认为只有互相依赖才是我们的生存之道。女儿和我被一条绳子绑在一起，缠在一起很难解开。

当我从医生那里听到自己有分离焦虑时，我并不相信。我当时只露出奇怪的笑容，期待他所说的这件事会在一夜之间消失。我对着镜子凝视良久，才发现自己的脸十分扭曲。我想把这件事当作自己的秘密，继续生活下去，这是非常痛苦的。但是，这才是真正的我。

> "承认吧，每个人都会有各式各样的失误，你必须为自己犯的错付出代价，而现在正是时候。"

　　烦恼并不是在今天才突然出现，而是在养育孩子的过程中，因为无知和不负责任累积而成的。

　　我积聚的烦恼快要着火爆发了，要赶快放下。我常常想象如果当时我不是那样，现在会如何，但现在不是做这种无意义想象的时候。

　　后悔是回头的桥，我独自站在桥上。不知道女儿想要什么的时候，还不如直接问她会更好。今晚，后悔接踵而来，但现在我不希望再后悔了。难道我要从头到尾经历所有的痛苦才能结束一切吗？现在是反省和审视自己的时间，我想好好思考我的人生为何会变得如此不顺。

　　睡前我要再好好反省一次。

　　明天早上我想去看医生，我想认真了解何谓分离焦虑。

不洗澡的孩子

今天的心情：

　　女儿最近常常忘了洗澡，她似乎在做实验，看看人类如果好几天不洗澡，究竟能发生什么事。我喜欢她以前非常干净整洁的样子，她过去是受不了这种肮脏状态的，但她现在似乎无力顾及。

　　女儿现在除了吃饭以外，似乎觉得其他一切都很麻烦。看着她将脱下的衣服随便丢在地上，我也感到很烦躁，再看看其他穿着清爽的同龄孩子，不由得长叹了一口气。虽然明知不会得到想要的回应，但我还是开口问她：

"为什么不洗澡？"

"外出时要多注意穿着。"

"为什么每天都穿同样的衣服？"

"擦点乳液吧！"

女儿表示，所有的事她都懒得做，连走到浴室都不想，她觉得自己什么都做不到，还埋怨我不了解她的心情，在这种状态下，最痛苦的是她自己。抑郁症的症状真的非常可怕，自杀冲动已经让人恐惧，更可怕的是无力感，这让患者本人每天都在消耗时间。几天前，我阅读了因为抑郁症加重而接受电击治疗的人所写的文章，看后害怕得泪流不止。电击，我一听到就浑身发抖，我的心常常像这样陷入绝望的深渊。

同理，我认为女儿不好好读书是不幸的，即使她的成绩提升，我还是会因为其他事情感到不幸。我觉得女儿有这种无力症是不幸的，但她完全摆脱症状后，我就能得到幸福吗？

我决定改变面对绝望和无力的态度。我不想再为无意义的事操心，守护自己的人生和女儿的生活更重要。我也告诉自己只要将现在看不见的努力汇集在一起，就能安然度过一天，这就是幸福。

现在，就算女儿几天没洗澡，身体散发出异味，这样的生活也是一段回忆。我的人生中也曾有过不堪的回忆，那时真的很想死，但我相信经过这些，我们都会变成熟。

为了制造回忆，我今天也向女儿表达了爱意。她觉得这样的我很陌生，我也认为这很不像我。在意识到自己有些"过分"的瞬间，我觉得自己好滑稽，身上都起了鸡皮疙瘩。我觉得自己太反常了，要接受我这种莫名其妙的爱意表达，女儿该有多困惑啊。除了她走路还摇摇摆摆的幼儿时期，我是第一次这么做，所以她似乎有些不知所措，她毫不掩饰地说：

"妈妈，你最近怎么了？看起来很奇怪。"

"嗯，我正在制造回忆。"

医院休息室的风景

今天的心情：

　　我今天在精神科候诊时仔细观察了周围。这是一个寂静的空间，即使一根小小的发夹不小心掉在地上，也会被远处的人听到。挂号的护士、前来就诊的患者，都像正在谈论不能让别人听到的故事似的，只用两人听得到的音量小声交谈。我不喜欢这样。为什么精神病是必须隐藏的病呢？为什么坐着的人们脸上都像是藏着不能被发现的秘密一样呢？候诊者之多，更让人对这片寂静感到惊讶。我常常没有座位,从进来起就只能站着。我每次来医院,都会想起夏目漱石所说的一句话:"看似平和的人,只要敲击心灵底层,就会传来悲鸣。"

来精神科候诊的人,必须作好把一整天的时间都花在医院里的准备,没有任何人催促,也很难看到带着焦急神态的人,大家静静等待看诊。

在候诊室的人都知道,进入诊室后,有的人会有很多话要说,也有人会哭得上气不接下气。有的人看诊时间可能是三十分钟,有的人也可能只有十分钟。在这里,一切都不可预测。因为大家都是有看病经历的人,因此都知道不能着急,只能安静等待。

偶尔也会出现骚乱,大部分发生在患有妥瑞氏症或注意缺陷多动障碍的儿童候诊时。但无论发生多么吵闹的事,大家都不会抱怨。

穿着脏兮兮夹克的中年女性、手指甲沾满油垢的中年男子,与看起来还是小学生的男孩坐在一起。这对父母似乎有些焦急,不停抚摸孩子的背,偶尔会叹气。孩子不知是否了解父母的心,只沉迷于手机游戏,而似乎不了解治疗方法的父母则满脸悲伤。

在候诊室里，只有满脸沮丧的人，以及心灵受伤的人。大家在各自的位置上努力生活，却被无情的人和事践踏，形容枯槁。这里聚集了嫩芽般柔弱的孩子，也聚集了不知道如何面对别人带来的伤痛，将这些痛苦积在心里后患上心病的人。有些人因为害怕他人对精神疾病的偏见，因此不敢对家人和公司说自己去精神科看病，也有人因为害怕留下就医记录，宁可放弃保险优惠而承担昂贵的医疗费。

患者寻求治疗的理由不是为了治愈精神病症，而是为了了解自己。

——卡伦·霍妮

一定要吃药吗

今天的心情：

　　如果在英文字典里寻找表示"治疗"的单词，会出现两个，那就是"cure"和"heal"。这两个词都用来表示"治愈"，但所包含的意义却有所不同。"cure"具有通过药物或医生治疗让病好起来的含义。"heal"如果使用现在进行时，就会成为我们喜欢的"healing"，它则主要有治疗心灵的意思。

　　我并不想见孩子吃精神类药物，吃精神类药物与

"去精神科看诊"完全不同。我一年 365 天都在服用医生开的激素药物，因为我的甲状腺完全被切除了，如果不吃，身体就会陷入严重的混乱状态。虽然我了解停药是多么危险的事，但还是希望女儿能早日停药。

服用西药后马上就能见效，抑郁的心情似乎也完全消失了，也不再有自杀的想法。女儿看似处在很平静的状态，但这种药会降低孩子的注意力。另外，她的睡眠时间急剧增加，也会头晕并感到恶心。我似乎让孩子的人生充满了药物，但我一点儿都不乐意这么做。我总觉得药物反而妨碍自我治疗，我倾向于相信可以通过治疗心灵来治疗孩子的抑郁症。

现在女儿吃的药是抗抑郁药以及抗焦虑药，医生也会依据需求，另外开安眠药和镇静剂。抗抑郁药可以调节激素，将抑郁的情绪转为快乐的情绪。大部分抑郁症患者因为激素不平衡，为了恢复到原本健康的状态，不得不服用药物。这些药吃下去后不会立即产生效果，需要持续服用。抗抑郁药物不能一次开太多，因此医生会采取慢慢增加剂量的方式，但这往往会让患者本人和监护人怀疑病情是否正在恶化。

服用抗焦虑药是为了帮孩子尽快阻断抑郁的情绪。据我所知，这是吃得越多，依赖性越大的药物。但是，医生却很少减少药量，因此经常发生患者草率停药反而延误治疗，进而需要吃更多药的情况。大多数患者和监护人都对药物抱有同样的想法，但我们对药物的了解是有限的。虽然我告诉自己要完全相信医生，但这并不容易。

女儿吃药已经两年多了。我常常看着吃药的她，埋怨老天不公，为什么不给她能够承受的考验。孟子所说的"天将降大任于是人也，必先苦其心志"对我来说太远大了，我不需要女儿有天大的使命，只希望她能停掉一些药。

我总是在寻找治愈的方法。我一边寻找其他国家的医生的知名疗法，一边埋头思考，并买入最贵的含有多元不饱和脂肪酸的产品。我曾经认为为了治愈身心而前往山中疗养的人是精神有问题的人，但现在我也想带女儿上山。

然而，我们现在能够依靠的，可以立即实践的方法只有绝对幸福理论。如果有能让女儿一定会感到幸福的事，我希望她能完全沉浸在那件事之中。在心灵需要休息的时候，如果自己正在做幸福的事，那就像待在安全网里一样。我认为，即使处在艰难困苦的状态，这种方法也有助于克服困难。我在思考能让女儿感到绝对幸福的事物是什么，应该是好吃的东西或画画吧。我们已经不节食了，所以可以不断买或做美食来吃。这是依循弗洛伊德的"快乐原则"，只追求幸福快乐的即时满足。

　　我现在的想法是，只要能停药，做什么都可以。

医嘱

今天的心情：

　　为什么每次看完医生我都会觉得痛苦呢？仔细回想，我似乎直到现在都没有改进。虽然大家都觉得自己会自我反省，但还是会因为自己的错误受到同样的惩罚。即使不打破僵局，我是不是也已经走到了尽头？

　　难道我无法得到更温暖的安慰吗？到目前为止，我一直想寻求安慰，难道这表示我依然有想依赖别人的意思吗？

"你打算一直埋怨别人到什么时候？"

"这不是那么容易好的病，你要挺住！"

医生的话今天也刺痛了我的心。到目前为止我们已经换了两位医生。治疗女儿抑郁症的第一位主治医生用绝对不带任何情绪的中低嗓音，面无表情地进行治疗，我感觉他只是职业性地倾听，而非用心治疗。医生选择不带情绪，是为了尽量从客观的角度进行治疗，但对伤痕累累且敏感的患者来说，这是另一种伤害。事实上，想找到适合自己的医生并不容易，因此我们跑了许多家医院。我非常担心女儿因为觉得难以和医生沟通，甚至不信任医生，最终拒绝接受治疗。

抑郁症也有遗传因素，越是正直且道德感越强的人，抑郁的特质就越重，因为这样的人为自己设定了很高的标准。但同时，这样的人无论是在社会上或人际关系上，都具有能够获得成功的优秀特质。可以说，成功和抑郁之间只有一线之隔。

"你先原谅自己吧！也原谅你的家人和老公，然后思考你真正期盼的自己是什么样子。摆脱抑郁首先必须了解自己的状态，更重要的是监护人本人不能抑郁。

"患者也会对医生隐藏自己的心，因此需要花更多时间。

"不要盼着孩子摆脱精神类药物。抑郁症不像感冒，不是三天就能痊愈的病，'心灵感冒'的表述其实不太正确。患者有可能一辈子都停不了药，但请无条件相信孩子，监护人现在不是给患者建议的时候，而是不论孩子说什么，都要安静倾听。

"如果没有自信做到，请走到患者本人看不到的地方。

"比起寻找自己的长处，更优先的是承认自己的失败。请不要把患者当作需要单方面照顾的对象。不要忘记，患者也能体察监护人的心情。"

我即使听到好话，也很难得到力量，即使是对我有帮助的话，我也能从中挑出刺来。好日子真的会到来吗？再也不用在不同医院间奔波的日子会到来吗？难道要继续过着在医生面前暴露自己全部的丑陋，无法隐藏自己秘密的生活吗？要靠回忆以前美好的时光挺过每一天吗？我说出的羞愧、后悔的记忆都是真的，但我现在好想停止自我揭露。

第四章

与抑郁症同行

我坐在女儿的空房间里，

这里逼仄且充满孤独，

这里也充满了悲伤，

这是女儿曾经等待我，独自入睡的房间。

什么都得做

今天的心情： ☁

　　昨晚我又梦见自己生了女儿。看着出生的婴儿，我的眼里噙满了泪水。每当我感到内疚时，我就会想象把长大成人的女儿重新放进肚子里，再生养一次。虽然这是不可能实现的事，但不知为何，我却认为这样的想象能安慰自己。

　　仔细想想，我安慰自己的方式总是不合逻辑，我常常将痛苦和失去正当化。当我错失了适合自己的工作时，我会安慰自己某处一定会有更好的工作在等待我。甚至对闯祸后便不知去向的老公，我也用了毫无逻辑的方式发泄自己的怨恨。但如果不用这种方法，我能消除对老公的怨恨吗？老公是导致女儿得抑郁症的原因之一，也是使我痛苦的人，所以如果我不用这种方式发泄对他的不满，我可能一刻也活不下去。

我表面上告诉大家什么都不要问，但内心却迫切需要他人的安慰。朋友曾对我说："你怎么会和那样的人结婚呢？"这句话亲切且坚定地告诉我，我的人生已经崩塌了。没错，他说中了。

我的个人生活没有半点值得骄傲的地方，因此我绝口不提。然而，还是有人试图打探。他们也许是不了解我的痛苦吧。我有时想索性坦承自己的痛苦，并和老公和解。对我来说，这就好像告诉自己以后不会再遭遇相同的痛苦。如果现在不原谅被贴上"罪魁祸首"标签的老公，我们母女的人生将永远陷在抑郁的牢笼里。过去我为了保护女儿，在"丧偶式"的婚姻中孤军奋战，即使现在倾尽全力地弥补过去的错误也没有用，孩子已经生病了。

　　我过去是个只会不断要求女儿，什么都没为她做的妈妈。老公现在对我们比之前好了一些，我推测他是对过去的事感到抱歉和心痛。但他也只是感到愧疚而已，并不具备立即改变我们处境的超能力。身为父母，我们应该为孩子做任何事，但我们却没有能力做到。我能做的只有抹去怨恨，接受命运。

　　我这么痛苦，老公怎么能这样对我呢？在我这么辛苦的时候，他究竟在做什么？为什么他只能为我们做这么一点儿事？我用眼泪抹去了无数想追究的怨恨。我必须一个人直面并战胜痛苦，这就是我的命运。只有在与命运的抗争中获胜，我才能感受到从未有过的喜悦。如果想为女儿做更多，我就必须勇敢起来。

我要摆脱"要幸福"的压迫

今天的心情：

　　我曾经以为只要取得成功就会幸福。如果能拥有好东西，住进好房子，送孩子上好大学……

　　如果一一实现这些愿望，幸福也会逐渐累积，并停留在我的生活中。

　　这些东西其实很难得到，而且即使获得了也很快就会消失，不会累积起来，只能用其他幸福来填补。幸福到底在哪里呢？

奇怪的是，我过去总是被"必须寻找幸福"的强迫症所束缚。偶尔理应感到幸福的时候，却没感受到，反而很容易陷入不幸，哪怕找不出感到不幸的理由。我也会把看起来幸福的人和自己进行比较，嫉妒他人的幸福，并抱怨自己的不幸。我羡慕与老公离婚并获得巨额精神赔偿的一位朋友，她用这些钱让儿子上昂贵的课外辅导班，她的儿子后来在模拟考中取得了很好的成绩，这也让我嫉妒。我总是想和看起来幸福的人疏远，同时他们也远离了不幸的我。我只能在感受幸福的同时，也接受不幸，这就是我的人生。

我现在什么也不需要，不必担心状况频发，不用抱怨，也不需要因为对家人感到愧疚而在深夜惊醒。我只想好好珍惜每一天。如果像以前一样痛苦地过日子，什么都不会改变。

世界上有很多无法计算或无法解释的东西，幸福不就是其中之一吗？如果问我："幸福是瞬间的感觉，来了之后马上就会消失，这样究竟能感受到多少？"我只能笼统地回答："很多，就像天地间的万物一样。"

渐渐我明白了，如果能在日常生活中发现像沙子一样散落的小小幸福，就没有时间嫉妒他人的幸福。从那时起，我将摆脱"要幸福"的压迫，真正自由地生活。如果那样的日子到来，我可能会想炫耀好不容易找到的幸福和自由。毕竟，人就是喜欢炫耀的生物。

想活得像个人

今天的心情：　☀

　　在没来由的悲伤突然降临的青春期，我常常偷偷对着镜子哭。眼泪顺着脸颊流下来时，我会把桌上的镜子放在面前，这个奇怪的举动能神奇地让我马上收起悲伤。亲眼看到自己哭泣脸庞的瞬间，悲伤会聚集到一处，然后马上爆发。但随即眼泪就像没流过一样干涸了。夏日的骤雨一停，阳光洒落，湿地立刻就干了。眼泪干涸的速度太快，让原本打算放下镜子继续哭泣的自己感到惊慌失措。

我现在想回到青春期，尽情地哭泣。"大人不能哭，尤其妈妈更不行。"我讨厌听到这样的话。为什么不能哭呢？我都快因为悲伤而死了。

作家约翰·伯格（John Berger）认为活得像个人比任何事都重要，不管遇到什么困难，都要充满活力地度过，哭泣是弱者才会做的事。在向命运抛出自己人生的同时，只要活得像个人，每天都能从晴朗的天空和美丽的云朵中感受到快乐。

按照他所说，要活得像个人是很难的。很多人说大人不能哭，为什么不能呢？这句话的意思应该是，无论我的人生遇到什么困难，都要勇敢面对，不能陷入抑郁，不要总是关在房间里流泪。但我想放声大哭，只有这样我才能活下去，而且，这才是真正像人一样活着。

我感到寒冷，所以打开电热毯，我的背暖和多了，蒙着被子哭着睡去。一觉醒来，忘得一干二净的饥饿感迅速袭来。我把汤热了泡饭吃，吃了一顿没有配菜的饭。吃了之后腿才有了些力气，才能再次跨入依然充满痛苦的人生当中，现在能救我的只有冷饭和电热毯。

彻底改变人生路线

今天的心情： :O:

　　我还记得我十四岁时的样子，整整三年我都穿着不合身的宽大校服，脸上还带着小学生般的稚气。那时，我炫耀着任何人都难以否认的稳重，并决心成为妈妈的守护者。我们那时的生活非常窘迫，我将小房间让给弟弟，搬到主卧和妈妈一起住。每天晚上我都会靠着妈妈的背，闻着妈妈的味道睡觉。妈妈总会摸着我的长发，那双手很亲切，所以我总想多感受一下那温馨的瞬间，虽然因此不想睡觉，但最后还是会慢慢地、沉沉地睡着。

长大后，我决心永远不要像妈妈那样生活。在决定重要的事情时，我会先想想如果是妈妈，她会作出什么选择，然后作出和她相反的选择。如果知道这个事实，妈妈或许会觉得我做得很好，但内心也许会感到遗憾，所以这是永远不能对妈妈说的秘密。但是和妈妈吵得很凶的某天，我还是说了"不想像妈妈那样生活"的话，并因此后悔很久。

这样的我，最近的生活和妈妈一样。我走进女儿的房间，抚摸着她的额头和头发。就像我妈妈一样，我用手向虽然醒着却装睡的女儿传达自己的心意，双手比一百句话更能让人得到温暖的安慰。如果得到这样的抚慰，原本坚硬的心就会变得柔软，感受那双手，会让人不知不觉变善良。在没有任何支撑的我的世界里，当我拖着疲惫不堪的身体乘地铁回家时，我突然很想念妈妈，这与在妈妈给的温暖中撒娇的心情很相似。但我为什么对女儿那么严格，那么吝啬给予她温暖呢？我比任何人都爱女儿，但为何总是残忍地逼迫她呢？

　　我想尽最大的努力弥补在女儿那里失去的分数，就像现在这样，以温暖之心把隐藏的爱尽情释放出来。解开捆得紧实的包袱后，我释放出非常多的情绪。面对突如其来的爱的攻势，女儿有些惊慌，但幸好没有露出讨厌的神色。

　　我希望女儿的生活能比现在更安逸和轻松，她能和喜欢的人一起吃好吃的东西，在幼稚的玩笑中开怀大笑。我期待能和女儿彻夜聊天，并希望找到隐藏在日常生活各个角落的耀眼瞬间，同时尽情享受这些。最重要的是，我希望能将这段时间内无数件搞砸的事情和白费的心力作为教训，借此机会彻底改变人生的路线。

　　我还在努力，现在我正积极书写待完成的文章。虽然写作总是需要勇气，但是我下定决心每天都写。我的文字是非常重要的信息，表明我不想和妈妈过一样的生活，也宣示我要尽情享受过去没能好好享受的一切。

被书治愈的生活

今天的心情： ☀

　　我曾经很讨厌人，想逃到没有人的地方去；只要能去人类不存在的星球，即使费用高昂到让自己负债也行；如果要死才能到达那种地方，即使不惜死亡也想逃到那里。人聚集的地方就像地狱一样，如果问我为什么会那么讨厌人类，虽然不知该从何说起，但肯定是长久以来，就一直带着这样的厌恶。我从小就看清自己不需要什么，总是思考他人在想什么，对我表达好感的理由是什么。

　　为了更了解这些，我专注于研究周遭的人。我的身边充满误以为踩着他人站起来就是有能力的人，对别人受伤不闻不问的人，要报复那些令自己受伤的人才能舒坦的人，以及认为人的本性就是如此，进而将自己的错误行为合理化的人。在这样的氛围下，如果不成为他们那样的人，甚至会被他们认为是不成熟或社会化不足。女人尤其害怕无法融入群体，我见过那种如果情况对自己不利，就会把眼泪当武器用的女人；也见过躲在他人后面装柔弱，但比任何人都残忍的女人。虽然和这些人在一起心情会不好，但人类是群居动物，没办法不与他人一起生活，所以我每天都很痛苦。

　　对他人狠得下心，可能是我天生的特质。我比较擅长制造憎恶，而且很执着地将憎恶的雪球越滚越大，怨恨他人是我给自己的残酷惩罚。某天，我在女儿身上看到了过去的自己，她也对世界不满，因对人类失望而感到寒心。虽然女儿很多地方都像我，但这点我不希望她遗传我，结果女儿连这点也和我一样。

　　我现在已经无处可逃，为了女儿，我走上了非改不可的绝路。想要改变自己，就需要能冲击自己的东西。这时，我突然想起卡夫卡所说的话："阅读是砍向我们内心冰封大海的斧头。"

在任何地方都无法平静的我，急忙闯进了书的世界。我不是为了成为更优秀的人而阅读，而是怀着渴望生存和变化的心情阅读。在自我所剩无几的状态下，连悬在心中一角的自信心也随之下降，这让我无法肯定自己。每当这时，我就会翻开书本，通过阅读来维持没有杂念的心。

不久前我还想着"自己活不下去了"，现在想想那真是荒唐的想法。最近我变得非常平静，平静的心并不意味着不起波澜，只是那些情绪都是短暂的，大部分人都会认为这样的状态非常好。虽然有时我仍会过于担心在抑郁与不抑郁间来回奔波的女儿，并因此焦急地流泪，但我不会再像以前那样，将女儿的抑郁原封不动怪罪到自己身上。这一切的变化都归功于阅读。

我看到了原本擦亮眼睛也看不到的希望，并隐隐约约体会到人生的乐趣。我尽可能对想避开我的人宽容一点，并因此看到了他们令我意想不到的一面。我的生活方式发生了翻天覆地的变化，现在在痛苦之外，又增添了些许快乐。

最重要的是，我遇到了像我一样喜欢阅读的人们，因为大家都是生活不太顺遂的人，所以能理解彼此的痛苦。也因为我们都比较怕生，所以很难马上变得熟络，但是一旦变亲近，通常就会很要好。这些人都很认真，大多数人个性也都很不错。

我现在感受到的幸福和女儿没有什么关系，孩子的抑郁症依旧存在，不同的是，我现在很幸福。这是一件相当重要的事，意味着我的幸福完全不由孩子决定，在一定程度上，也代表我成功塑造了属于自己的人生，我认为这是非常可喜的改变。如果女儿也能阅读，相信会发生更惊人的变化。遗憾的是，女儿尚未被书所吸引，把她带到书的世界并不容易。这真的很遗憾，她为什么不知道书是这么好的东西呢？

越是困难，越要省思

今天的心情： ☀

　　曾经有一段时期，一提到旅行，我会先想到钱。在想象旅行的同时，我会习惯性地计算旅行时不得不花的那些钱，并对自己说："这些钱可以用来支付几个月的补习费，也可以用来多上几次一对一指导……"我总是以占生活开销最大的孩子的课外辅导费为计算标准。

　　对我来说，旅行让我再度认清自己生活窘迫的事实，它就像挂在天花板上的"咸黄花鱼干"，总有一天会吃到，但现在只能欣赏。黄花鱼散发出浓浓的诱惑，因此有人用"偷饭贼"来形容它的味道。但真的吃了会觉得这种味道也没什么特别的，是意料之中的味道。如果这样告诉自己，就会暂时消灭想吃黄花鱼的欲望，我对旅行也是抱持着一样的想法。

对女儿来说，有许多比钱更重要的东西，但我的金钱观导致她错失了许多经验。我很晚才发现这个事实：每个经验都应在适合的年纪去积累，比如女儿到现在都还不会骑脚踏车。不细心、迟钝、如同瞎子般的我，连骑脚踏车的方法，都没有及时告诉她。

就像某首歌的歌词"抛下一切离开"一样，我有时候想毫无留恋地抛下一切离开。抛下一切并不是放弃生命的意思，而是想暂时停止这样的生活，转移到另一个空间。

我和女儿曾经花四天三夜的时间在济州岛看海，把时间花在忘却一切上，看得无聊了，就随意吃吃喝喝，徘徊在勉强能容纳两人并排走的老街。望着大海时，我还看到了借助大海获得平静的女儿。去旅行就能发现很多新奇的事物，一起旅行的女儿，是我平时认识的那个人吗？
原来她有那样的一面，原来她是可以如此亲切对待我的人
啊！原来她是个有可能因为某件小事笑得很开心的孩子。

　　我在电视上看过中国的川剧变脸，它是一种通过快
速变换脸上的脸谱表现人物内心的戏剧。演员的动作很
快，就像魔术一样。因为速度太快，有时会想他们是不是
真的换了脸谱，感觉演员好累啊！

　　如果人生是戏剧，我认为既是悲剧也是喜剧，我想
把至今为止女儿一直戴着的无数面具，从她的脸上摘下
来。她在家是善良的女儿，在学校是成绩优秀的模范生。
她究竟为了换脸谱而吃了多少苦呢？

　　在济州岛旅行的第二天清晨，我们去了思连伊林荫
道。森林似乎是为了毫无保留地将拥有的东西拱手相让而
存在的。为了躲避世界上的所有噪声，我们进入了森林的
最深处，闻着林木的香气。我们被寂静包围着，阳光透过
直冲云霄的杉树叶洒落下来。如果人类的手不摧毁森林，
森林就不会改变，树木或我站着的这块土地也不会改变。
看着树木，无止境地等待似乎不再让人感到害怕。

　　我在森林里领悟到即便没有事先制订吃什么、怎么睡、参观什么的旅行计划，也能充分享受一切，这意味着不需要承担任何责任。我也意识到，只要把生活中的绊脚石一一清除，就可以重获自由。越是困难的时候，越需要到如森林般幽静的地方独自省思。等焦虑的心慢慢恢复平静后，我想对女儿说一句话："我的女儿，我们挺过来了。现在，像伫立在森林里的树一样尽情地呼吸吧！"

什么都不做也没关系

今天的心情：☀

　　因受抑郁症困扰而疲惫不堪，女儿对自己晦暗的未来感到非常悲观。她一边忙于治病，一边看着朋友们准备就业，脑中因而浮现了许多想法，她用比平时更抑郁的声音问道：

　　"妈妈，我就这样什么都不做行吗？"
　　"你现在不是闲着，而是在做梦。"

　　女儿的梦想始终如一，她是个经常画画的孩子。学生时期她因为画画而驼着背的样子，展现出她最真实的生活样貌，那样的身体就像足球运动员朴智星或芭蕾舞演员姜秀珍的脚背一样。孩子的手因为变形，手腕韧带总是拉长着，她的肩膀也很僵硬，甚至还有乌龟脖。即使身体渐渐发生变化，女儿也没有放弃自己的梦想。在创作的痛苦中呻吟的同时，她没有害怕失败，也没有停止挑战。害怕失败的人反而是我。

　　我害怕女儿会面临挫折的考验，所以我愿意用我的全身去替她挡住所有困难。而且我总是怀疑她是不是在追逐虚幻的梦想，如果任其发展下去，她是不是会一辈子被贫穷所困。

　　家庭经济条件不优越的父母如果让孩子继续做不现实的梦，这难道不是不负责任的行为吗？是不是该让她就此收起梦想？我的担心无穷无尽。虽然我心里也感到骄傲，嘴上总是说着加油，却完全隐藏不住忐忑的心情。

　　我是接受着令人寒心的教育理念长大的。在那个时代，没有工作的人会被认为是永远不幸的人。就像女儿想画画一样，小时候的我也想成为画家。那时，父母对我说："当老师如何？那么喜欢画画的话，就当兴趣嘛！"当时，画画普遍被视为一种无法糊口的兴趣。那是个把画家称为工匠的时代，所以父母这么说也是情有可原的。

但最终我没有听从父母的话，而是找了与绘画相关的工作。但之后，我很后悔为什么没听父母的话成为老师。当时，只要能赚钱，我什么都做，我从未想过不工作，更没想到那段时间会发生更惊人的事。我那时把职业和人的品格画上等号，认为拥有好职业的人就是好人，只要能赚很多钱，我根本不会怀疑其人品如何。

现在，女儿还在坚持画画，画画依旧是让她心动不已、废寝忘食的事。她似乎产生了要继续在这条路上走下去的想法，我也感受到了她要坚持到底的决心，那样的决心是身为母亲的我不该忽视的。

最近因为女儿之前的努力得到了认可，大小不一的回报纷至沓来。女儿接到了委托外包的工作，参加比赛也获得了奖金，但是她仍然担心自己不能进入像样的公司，所以备感压力。如果听到朋友被雇用的消息，她就会关上房门，翻找自己工作时用的工具，并检查自己的文件夹，同时重写"世界上最难写"的自我介绍和简历。女儿害怕自己无业，以致无法自在生活。

我希望孩子放弃要拿出闪亮名片的强迫症，我希望她不要被朋友们拿出的名片吓倒，并因此变得畏缩。不能成为什么了不起的人物没关系，什么都不做也可以。

我希望她能了解成为生活的主人是什么感觉，不要急于追逐金钱或出人头地，而是能有更多时间慢慢思考梦想，思考该如何生活，并让自己幸福。我反复向她强调，比起每天被迫早起挤地铁的上班族，自由创作者更帅气百倍。如果女儿又坐在桌子前重新写简历，我希望她读读作家金重赫的书。

> 所谓的才能，似乎是在不恐惧成为他人负担，也信任自己的状态下，学会忍受时间无情流逝之后产生的。
>
> ——金重赫

如果女儿能继续坚持下去，她的才能终究会有所发挥。

年轻时所受的苦

今天的心情： ☼

　　女儿大学里的教授联络我们，他推荐女儿到大公司就职。但她的梦想是成为自由创作者，她认为创作者进入组织的瞬间，自己的创作就会停止。在这种情况下，大人们给的建议大同小异，都是告诉她从累积经验的意义上，去大公司上班是值得尝试的选择。

　　有些人会不动声色地推波助澜，并表示特别是像现在这样经济不景气、年轻人失业现象严重的情况下，想得到就业机会就像摘天上的星星一样困难。我不认同这些人的看法，但是我在给女儿建议时，必须在不越线的情况下，小心翼翼地不被她视为强迫，并耐心等待她的最终选择。无论选择什么，那都是她的选择，也是她自己的人生。

我可以肯定地说，我年轻时吃了很多苦。这是我自己的选择，也是因为发生了许多无法控制的情况，所以我反对女儿走上吃苦的路。我以青春为代价所吃的苦，没有给我的人生带来多大的帮助且让我不由得只盯着这些辛苦能得到的回报。这种欲望随着我所受的苦渐渐变大，辛苦的时间越久，想得到补偿的欲望越大。

在付出没有得到相应的回报时，我就会耍小聪明，如果看到受的苦比我少的人，我会恨那个人。一想到无论怎么辛苦都不会改变的人生，我就变得很抑郁。我实在无法理解，为什么有人总想把那样的辛苦传给孩子。难道希望他们吃苦并走向崩溃吗？辛苦和热情是截然不同的，但是，很多人却认为愿意吃苦的人才拥有热情。

我忘不了我做第一份设计工作时的情形。那段时期，公司以我经验不足为由，肆意地榨取我的劳动力，特别是在创作领域或需要熟练技术的领域，很多人到现在仍然认为公司这么做是理所当然的。因此，我不希望由我亲手为女儿打开这扇门。

有人不重视钱吗？没有人讨厌钱，但不代表我们要为了钱付出一切。难道我们要像犀牛一样莽撞地作出决定吗？难道要无视不正当的歧视，并忍受上司的语言暴力吗？虽然人生不会总是顺遂的，但我绝不愿意过放弃自我并随波逐流的生活。

但遗憾的是，像这样需要忍受痛苦的成长，并不会培养出耐心，只会产生对世界的憎恶。许多前辈觉得自己就是这样在社会上被欺负的，所以后辈也要被欺负才公平。但是忍受这些苦难，真的就能赢来新的人生吗？也许是我太无能了，在社会上摸爬滚打的那些年，我只苗条了身材，多了几分小聪明，却丢失了纯真。我不能让女儿也经历我年轻时的辛苦。

许多人都希望成为大公司的一员。但是，女儿的创作灵感在庞大的组织中，将面临枯竭。把世界的美和人生的灿烂装进画中的时间都不够了，为什么一定要把在黑暗的阴影下度过的痛苦时间升华成画作呢？对本来就很抑郁的孩子来说，组织生活反而会成为毒药。但是无论在哪里，都有人反对这样的观念，他们认为只有成为千篇一律的生活中的一员，才能感到安心。我对这些人真的感到很厌烦。

有些人总是制造危机感："如果不马上从事能赚钱的工作，就可能会出大事。"虽然他们装作把他人的烦恼当作自己的事，但面对这些人时，我还是觉得他们只是在强迫他人。况且，他们也每天都在凌晨加班时咒骂公司和上司，并在心里写辞职信。

对那些把不存在的正确答案强加在他人身上的人，我会尽力拒绝。现在我打算果断地分配自己的金钱和时间。我也希望女儿能思考自己忘记的是什么，用新的图画装点自己的人生。

我希望她尽情旅行，或什么都不做，甚至无聊地发呆。但无论如何，这些都只是我的想法，我只能静静地看着她迈出下一步。

秋景的细微变化

今天的心情： ☀

　　秋天的阳光和大自然的万事万物交汇，让我爽心悦目。阳光照着大地，我望着映射出的色彩和清晰的影子，当女儿来到我身边静静站着时，这一切瞬间就变成了美丽的图画。

　　一个微小的细节能迸发出比所有生活风景更大的力量，女儿是秋天这幅画中最重要的部分。最近，我经常在日常生活中发现想珍藏的事物，虽然是微不足道的琐碎瞬间，但过去的我一直在错过。

　　坐在发出巨大声响的地铁上，看到呼啸而过的闪亮汉江时；阳光从窗户洒入，被闪得只能张开一只眼睛时；大步走在前面的女儿放慢速度，转而小步慢走时；看着订购的咖喱流口水时……这所有的小惊喜虽然短暂，但都给了我时间定格的错觉。

　　琐碎的事情中，没有一件事是真的索然无味的。我从来没有像最近一样，觉得每个瞬间都很珍贵。所有的一切都只是一瞬间，却都让人感到新奇。

　　我和女儿正在熟悉各自度过闲暇时间的技巧，这段时间，我和自己独处，女儿也和她自己相处。过去没有感受过的能量，正包围着我们。我们的状态虽然长期不稳定，但还是尽力在似乎永无止境的黑暗隧道中认真摸索。

　　即使不贪心，不跑得气喘吁吁，不为我们的人生举办任何庆典，我们也会重生，成为能够从琐碎瞬间中体会到幸福的人。

　　每天我们都在这样努力着！

安抚我焦虑的餐桌

今天的心情： ☀

　　我们伤心了好长一段时间，现在不再追究谁伤害了谁，因为现在是心灵需要休息的时候。我们心中的空位会自然而然被某种东西填满，所以没有必要每天都焦头烂额地等待那一天的到来。如果有天我和女儿的心被填满了，我希望时间能够静止。但是，内心焦虑的时候，我就会通过好好做饭来安抚它。

　　小时候我常常怀疑妈妈对我的爱。妈妈总是受不了爸爸不在，且不接受这个事实，总是以梦想着另一个世界的眼神凝视着远方。每当这时，我总是怀疑妈妈的爱。长大后才发现，母亲对子女的爱是无懈可击的。回想当时，我不知道什么是爱，其实很多时候许多事物都饱含母亲的爱。当时的我是个不孝女，每天都会哭，但能让我这幼稚的疑虑一瞬间消失的，就是坐在妈妈煮的一桌饭菜前的时候。

一到早晨，听着厨房里做饭的声音，我就会醒过来。我听着咔嗒咔嗒的器皿撞击声，以及木砧板上切菜的声音，一翻身，又会听到水咕噜咕噜沸腾的声音。我闻着食物的味道，穿着睡衣慢慢站起身来，坐在餐桌旁想着："啊，妈妈果然还是爱我的！"我总是在那个当下，下定决心要再一次相信妈妈的爱。

我也每天为女儿煮饭，今天是炖白带鱼。我挑选了看起来最甜的萝卜，买了一条肥厚的济州白带鱼。她喜欢吃辣，我还买了一袋青辣椒。我背着沉重的菜篮子，愉快地走着，我想和糕点店的大叔打招呼，也想和卖水果的大叔搭话。我叫住前面一个拿着塑料袋而不是菜篮子的大婶：

"大婶，最近好吗？"

事实上，这句话就是问候"您家平安吗"的意思。

没有大事的时候，我就会像这样精心备妥饭菜。如果家里有令人担忧的事，厨房会变得很安静；相反，如果家里有喜事，厨房就会成为最嘈杂的空间。

这阵子，我常常对自己说：

"嘿，你看，我现在不抑郁了，我的女儿也好转了。"

我像其他人一样平凡地生活着。每天为家人晚餐要吃什么菜肴而烦恼，熬汤时偶尔还会打瞌睡。我很认真地看电视购物节目，购买昂贵的黑珐琅锅。这不就是值得过的人生吗？

做梦

今天的心情： ☼

　　每天下午，我都会听女儿讲她所做的梦。

　　她很神奇地每天都做梦，梦的内容大都是虚无缥缈的，且往往都是现实中不会发生的事。有时让人一听就心惊胆战，即使不依照弗洛伊德关于梦的观点分析，也能马上知道孩子的梦并不寻常。

　　有时她梦到遭受很多虫子攻击，全身被咬，或者和最厉害的虫子打架打到筋疲力尽。有次则梦到在战场上看着我死去，或是梦到自己在躲子弹，九死一生。她还曾经梦到过惊心动魄的冒险，比如自己突然插上翅膀飞向天空。梦中的她手指会发出激光，击退坏人成为英雄，追随她的粉丝是小学时的好朋友。这种程度的梦，就算说是科幻电影也不为过。偶尔，她也会梦到催人泪下的悲情电视剧，因而在睡觉时抽泣或大哭，哭醒后，她会从房间出来说一句话。

"妈妈！我又做梦了，梦里……"

接着又是新的梦里的故事。

说到梦，我也不落人后。小时候，每当梦到特别生动的梦，我都会缠着妈妈诉说。我常常怀疑妈妈是不是背诵了整本解梦书，她总是能自信且迅速地为我解梦。如果梦里出现小孩，她会说："你可能哪里不舒服，要注意身体。"我梦见鞋子变小而惊慌失措，她会说："原来你有伤心的事！"然后安慰起我来。

我长大成人后还是像以前一样经常做梦。但长大后做的梦也成人化了，大部分都是与现实有关的梦。不久前，我梦到和女儿一起去精神科就诊，我在衣柜里挑选最华丽漂亮的衣服穿上，和她一起坐在医生面前，医生说：

"不用再来医院了。"

可惜这只是梦中发生的事，如果这不是梦该有多好啊！因为这是三年来我每天都希望发生的事，所以我几乎每个月都做一次类似的梦。梦成为现实的日子似乎指日可待，即使离实现梦想的日子还很远，我也不会再像之前那样陷入恐惧之中。在现实生活中，比起做梦，女儿会最先告诉我这件事：

"妈妈，我好像不用再去医院了。"

我们一起痛苦，一起成长。现在，无论是诉说痛苦还是谈论希望，我都毫不犹豫。
我还没有放弃做梦的权利。
梦想终有一天会实现！

像吴尔夫一样，回到属于你的房间

今天的心情：

　　我小时候的愿望是拥有一间属于自己的房间。在家里生活困难的时期，我把家里的小房间让给了弟弟，和妈妈共用一个房间。我想躲藏的时候、不想和任何人说话的时候、想哭的时候、必须独自决定些什么的时候，我都没有地方可去，只能在路上消磨时间。

　　与现在不同，那时很少有人独自在外吃饭或喝酒，一个女人在街上徘徊是极其危险的。回想当时我独自度过的时光，那真是很有价值。在那个上个厕所也要和朋友手牵手一起去的时期，一个人在路上晃荡需要很大的勇气。其实和朋友在一起，我并不安心，所以那段独处的时光，让我知道一个人也能很快乐，独自一人也可以很舒适。最重要的是，因为平时只有自己，所以我更加珍惜与他人一起相处的时光。虽然我练习独立的时间很充足，但我还是成了没有安全感的妈妈。

当女儿还是高中生时，在名为"画出在下雨路上站着的人"的心理测试中，女儿画的画与其他孩子截然不同。画中下着倾盆大雨，路上站着一个女人，那个女人不仅穿着雨衣和雨鞋，甚至撑着巨大的雨伞，那是个全副武装的人。心理咨询师的解释是，女儿内心深处存在着比其他孩子更大的不安全感。"我的习惯就是要备好万全之策，确保万无一失。"听了女儿这句话之后，我只想到要当好一个保护孩子的妈妈。

但我成了十分执着地干涉女儿的一切、不希望她独立的母亲。我很害怕身为妈妈的我，无法为她做所有的事，也不能承受女儿人生中重要的决定。我常常担心自己在不知不觉间作出奇怪的决定，并因此而退缩。如果想成为一辈子围绕在女儿身边的妈妈，我必须永远坚强。

虽然晚了些，但我认为女儿应该像吴尔夫一样拥有自己的房间。如果继续这样生活下去，我怕她会成为没有自信、无法忍受独处时间的懦弱的人。

女儿也需要独自思考与决定的时间，这能帮助她打造坚强的心，使她不容易被任何人的意见和话语所动摇。她必须一个人犯错、烦恼，并逐渐成为勇敢的人。

"妈妈，如果我独立的话，你会怎么样？"

不久前，女儿这样问我。她已经在梦想拥有自己的房间了。

如果一个人独处，首先会有自由感。但是，自由之后也会产生寂寞与恐惧。我相信，在自己的房间里独处时，就会发现自己真正强大了起来。那是独自一个人也能快乐的空间，也是独自哭泣后，重新获得坚强力量生活下去的地方。我真心希望女儿有一个能创造自己世界的房

间，但我也希望她明白，不是有了自己的房间就能真正
独立。

　　我希望她成为独立心强、不固执、情绪稳定、思维
灵活的人，并希望她能享受一个人的时光，同时在人群中
也能充分感受快乐，这才算真正走上了独立之路。

　　女人想真正独立，必须有属于自己的房间，这本就
是理所当然的。

重新开始的心

今天的心情： ☼

　　我过去以为满怀热情的生活是最好的生活。为了生活，我做好了把自己扔进熊熊火焰中的心理准备。我认为对热情的热切追求，才是真正热爱生活的人该有的态度。我也认为事业成功是因为倾注了热情，事业不成功是因为热情不足，而我总是处于过度热情的状态。

　　当热情的生活随着时间流逝逐渐出现问题时，我从未想过热情燃烧完后会剩下空虚。到底为什么没有热情会让我这么着急呢？不知道为什么我只想着热情，却没意识到自己如此孤独。

在那样的情况下，我反而成了一个冷静的妈妈，只给人留下冷漠的印象。过去我的周遭聚集了许多人，他们会称赞并想学习这样的热情，那时我并不知道对周遭的人要特别谨言慎行。我因为过于热情，所以被冲昏了头，而且那份对热情的执着，最终也给我带来了不幸。

然而，幸运的是，人类有在冷热食物之间来回切换的本能，就像我们吃了热的东西后，会想吃冷的东西平衡一下，食物太热时，如果不吹凉，我们就吃不下去。我们的人生到处都有像警示灯一样的警讯，告诉我们有时该冷静下来。

一开始，我的心情并不像现在这样。我曾经有过多次想放弃的念头。但事已至此，像小孩子一样两脚一跺地哭闹和耍赖也没有用。我当时想着，既然已经跌倒了，就停下来休息一下，争取时间，想出办法吧！

当有更多闲暇的时间后，曾经炽热的生活逐渐降温，那些不平衡且杂乱无章的东西，竟然都找到了自己的位置，这是意想不到的结果。

以前，我只执着于正确答案，并不断逼迫自己，无论什么事，我都坚持要做好。我不懂得耍花招，差不多就好的心态不可能出现在我的生活中，我是一个坚定且踏实的人。

但我最近每天都在玩，尽情地玩，尽情地休息，好像再也没有休息时间了似的。就像所有瞬间都静止了一样，我什么都不做，只是任由时间流逝，我心中只想着如何吃好、睡好，并营造舒适的居住环境。

我把生黄瓜切成薄片，用盐腌制，将面包表面烤得酥脆，并抹上美乃滋和芥末混合的酱料，放上腌好的黄瓜、火腿和奶酪，再拿出面包刀，仔细切成好看的形状。三明治虽然只是简单的食物，但我也用心制作，尽最大努力摸索提升味道的方法。我尽全力爱着这些看似无意义的事物，仿佛我从一开始就希望这些无意义的事物让我的人生变得有意义。

结果发现，我今年的生活与去年、前年相比，明显变得更好。回忆起那些不相信日常生活会充满幸福感的时期，幸福感满满的现在真是令人惊讶。我曾经询问他人变幸福的秘诀是什么，但至今仍未找到明确的答案。年过五十的女人，钱包不可能是满的，所以我的幸福不是因为钱。我的老公依然如故，所以也不是因为他。女儿仍旧在吃抗抑郁药物，与抑郁症同行，因此也不是因为她。但奇怪的是，我的幸福感却不知不觉地上升了。

如果说我有什么变化，那只有一个，就是放下了所有的欲望，将心和大脑清空，甚至把房子里的许多东西都扔掉了，腾出了许多空间，因为这些空间，我充满了感激。

我决心成为一个孤独的行走者，听从自己的心，按内心的指示生活。我不再为没意义的事耗费心神和精力，也尽量轻松看待生活。我一边喝茶一边阅读，过着不过分担心，只专注当下的生活。虽然女儿依然生着病，但生活似乎对我友好了许多。

悠然自得地活着

今天的心情： ☀

    我过去买跨年手账本时，从来不在乎本子的价格，更看重封面的材质、制订具体计划的分页、纸张的品质、看起来成熟的外观设计等。考量这些条件后选出的手账，更让人期待了不起的新一年。但今年的日志还剩下三分之二的空白，却早已被我扔掉了。

    手账本中记录的从来不是具体的内容，只是像浮云般虚无缥缈的东西。有一年，三月都过了，我才想起手账的存在。开始写手账前，我首先想到的是明年要过得更好。比起实践计划，我在日志面前烦恼明年计划的时间更长。对新的一年野心勃勃的我，以及一年还没结束就感到倦怠的我，就好像完全不同的两个人，我总是因此感到满满的罪恶感。

不久前，我才放弃这种迎接新年的老套方式。人生又不会按计划进行，为什么要这么执着地计划呢？如果想写日记，也没有必要买昂贵的日记本。过去，我每年都尝试要好好过日子，但都没有按照我的计划实现。不久前，我才领悟到，富足的生活并不是在昂贵且漂亮的日记本上制订的宏伟计划。

在承认自己有着"必须过好生活"的根深蒂固的强迫症之后，我的心反而变得舒畅了。不被认可没关系，没赚很多钱也没关系，我决定不去理会别人说什么，只听从自己的心慢慢走。

如果幸福能累积，那该有多好。如果今天特别幸福，就能将这些幸福存到可能不幸的明天，但幸福的原则是当下生产，当下消费。

第二天就要重新创造幸福。其实我们很幸运，只要下定决心，就能按照自己的意愿去做。再加上幸福对任何人都是公平的，所以没有必要和他人就幸福的所有权进行争论。如果偶尔出现"为什么只有我不幸福"的想法，只要仔细思考就会找到原因，那是因为我们会不知不觉地提高幸福的标准。

只要孩子找到工作，似乎就会幸福；只要升迁，似乎也会幸福。我虽然曾经这样梦想着各种幸福，但幸福却已经远去，不复存在。我曾经想着，如果女儿成绩好，我就别无所求，但她生病后，我觉得成绩已不重要了，只希望她身体健康。

我最近在做很多人都觉得困难的事，那就是天天发呆。这不是要混日子的意思，而是想轻松过日子，也是为了把精力集中在自己想做的事情上。我不想浪费宝贵的时间，也不想再竭尽全力改变无法改变的事。

我不再为了将来能过上好日子而让现在的自己耗竭。无论是质疑现状是否有问题时，还是心情不好想远离一切时，我都选择把握当下。

　　预订去京都的机票时，隐约听到了除夕的钟声。新年初始，我和女儿就开始了一场漫无目的的旅行。我们没做任何计划就出发了。旅行中的每个清晨，我都会发现世界上有很多比去图书馆占位置更有价值的事。这是一次即使享乐也不会担忧有坏事发生的旅行，也是徘徊在京都狭窄巷弄里的"蟋蟀之旅"。

　　那趟旅程中，我思考自己究竟擅长什么，同时也想着等一下要吃什么、做什么。想着想着，那些让我纠结并失眠的烦恼，全都被抛到脑后了。我漫无目的却踏实地走着，并遇到了意想不到的美丽风景。

　　我思考着看似琐碎的事物，并希望像在闹市中埋头读书的人、长时间凝视窗外的猫，或者独自在人迹罕至的小径上散步的人一样，过上平静的生活。我希望成为平时虽然不起眼，但默默在某处发光的人。我想要安静且悠然自得的生活，并希望无论何时都能如此。

尾　声

今天也顺其自然吧！

　　我从很久以前就想过有品质的生活，这种欲望也许源自我非常明白粗鄙地活着是一种什么样的心情。我的生活虽然失败，但我希望女儿可以过上高雅的生活，这是我诚恳又世俗的愿望。

　　这种欲望始终无法平息，并以可怕的态势蔓延，同时伪装成支撑我每天活下去的能量，我被这种虚假的欲望蒙骗了很久。

　　有些人常说自己有一种独自被抛向世界的感觉，当我和女儿被遗弃在庞大的世界后，我才真正明白了这句话。

　　我把心思全部放在被抛弃的自己和女儿身上，并开始沉浸在难以消除的不安和抑郁中，过着仿佛每天都是黑暗星期一的日子。

　　我的生活每天都会出现不同的问题，但我无处可问，即使问了，也只有空洞的答案。即使度过了无数个各自在房间哭泣的黑夜，我们的黎明依旧遥远。

　　在如此多的不眠之夜里，安慰我的是能让我产生共鸣的书和文章。躲在深深的书影背后，我的痛苦减轻了，我也从文字中得到了安慰。现在回想起来，再也没有比这更幸运的事了。

　　　　同样的事不会发生两次。

　　　　因此，很遗憾的，

　　　　我们未经演练便出生，

　　　　也将无机会排练死亡。

　　　　……

　　　　你这可恶的时间，

　　　　为什么把不必要的恐惧掺杂起来？

　　　　你存在 —— 所以必须消逝，

你消逝——因而变得美丽。[①]

——维斯拉瓦·辛波斯卡

　　未经演练便出生，还没进行排练就死亡的人生，居然是美丽的！一点不安和抑郁算什么呢，我怎能把痛苦的日子当作自己的宿命！

　　我现在决定不再寻找意义了，自明白这一点起，我就相信真正有意义的生活一定会复苏。我不期望苦难和痛苦消失，即使这些东西仍然离我们很近，我也不会再像以前一样，如同迎风飘扬的旗帜，毫无防备地被撕裂和吹打。

　　有些人会问陷入抑郁的女儿和我，是什么重重地压住我们，我们还是回答不知道，因为这很难说清楚。

　　女儿现在早晚还是要吃药，与抑郁同行的我们却不再像以前那样绝望了，虽然抑郁离我很近，但我还是可以感受到微小的幸福，并学会带着担忧生活。我们会一起想晚

[①]　节选自湖南文艺出版社于 2012 年出版的《万物静默如谜》，陈黎、张芳龄译。——编者注

餐的菜单，当我们特地前往甜点店，看到玻璃门上的"闭店休息"四个字时，我们也会感到失望，我们感受着这些情绪，过着平凡的日子。

这样的日子就很好了，我已经别无所求。

虽然我上了年纪，但有时还是不太懂事，也有很轻率的时候，此时朋友贝香会主动帮忙。每当因为写作而疲倦时，她会鼓励我，让我知道我做得到，并使我再次鼓起勇气。我想向她表达谢意。

我也很感谢老公，当他看到我为了写书而绞尽脑汁时，总是不断端冰咖啡给我喝。最后，我想向埃戴恩出版社（Edam Books）的所有员工表示感谢，是他们将这些不像样的文章集合成册并出版。

最后，也最重要的是，谢谢女儿让我在日常生活中，发现了那些平凡却闪耀的事物。

2020 年 3 月

在睡着的猫旁

未来，属于终身学习者

> 我这辈子遇到的聪明人（来自各行各业的聪明人）没有不每天阅读的——没有，一个都没有。巴菲特读书之多，我读书之多，可能会让你感到吃惊。孩子们都笑话我。他们觉得我是一本长了两条腿的书。
>
> ——查理·芒格

互联网改变了信息连接的方式；指数型技术在迅速颠覆着现有的商业世界；人工智能已经开始抢占人类的工作岗位……

未来，到底需要什么样的人才？

改变命运唯一的策略是你要变成终身学习者。未来世界将不再需要单一的技能型人才，而是需要具备完善的知识结构、极强逻辑思考力和高感知力的复合型人才。优秀的人往往通过阅读建立足够强大的抽象思维能力，获得异于众人的思考和整合能力。未来，将属于终身学习者！而阅读必定和终身学习形影不离。

很多人读书，追求的是干货，寻求的是立刻行之有效的解决方案。其实这是一种留在舒适区的阅读方法。在这个充满不确定性的年代，答案不会简单地出现在书里，因为生活根本就没有标准确切的答案，你也不能期望过去的经验能解决未来的问题。

而真正的阅读，应该在书中与智者同行思考，借他们的视角看到世界的多元性，提出比答案更重要的好问题，在不确定的时代中领先起跑。

湛庐阅读 App：与最聪明的人共同进化

有人常常把成本支出的焦点放在书价上，把读完一本书当作阅读的终结。其实不然。

时间是读者付出的最大阅读成本

怎么读是读者面临的最大阅读障碍

"读书破万卷"不仅仅在"万"，更重要的是在"破"！

现在，我们构建了全新的"湛庐阅读"App。它将成为你"破万卷"的新居所。在这里：

● 不用考虑读什么，你可以便捷找到纸书、电子书、有声书和各种声音产品；

● 你可以学会怎么读，你将发现集泛读、通读、精读于一体的阅读解决方案；

● 你会与作者、译者、专家、推荐人和阅读教练相遇，他们是优质思想的发源地；

● 你会与优秀的读者和终身学习者为伍，他们对阅读和学习有着持久的热情和源源不绝的内驱力。

下载湛庐阅读 App，
坚持亲自阅读，
有声书、电子书、阅读服务，
一站获得。

CHEERS

本书阅读资料包
给你便捷、高效、全面的阅读体验

本书参考资料
湛庐独家策划

- ✔ **参考文献**
  为了环保、节约纸张，部分图书的参考文献以电子版方式提供

- ✔ **主题书单**
  编辑精心推荐的延伸阅读书单，助你开启主题式阅读

- ✔ **图片资料**
  提供部分图片的高清彩色原版大图，方便保存和分享

相关阅读服务
终身学习者必备

- ✔ **电子书**
  便捷、高效，方便检索，易于携带，随时更新

- ✔ **有声书**
  保护视力，随时随地，有温度、有情感地听本书

- ✔ **精读班**
  2~4周，最懂这本书的人带你读完、读懂、读透这本好书

- ✔ **课 程**
  课程权威专家给你开书单，带你快速浏览一个领域的知识概貌

- ✔ **讲 书**
  30分钟，大咖给你讲本书，让你挑书不费劲

湛庐编辑为你独家呈现
助你更好获得书里和书外的思想和智慧，请扫码查收！

(阅读资料包的内容因书而异，最终以湛庐阅读App页面为准)

图书在版编目（CIP）数据

我今天也要看孩子脸色 /（韩）金雪著 ；陈宜慧译
. -- 杭州 : 浙江教育出版社，2023.2
　　ISBN 978-7-5722-5337-9

　　Ⅰ．①我… Ⅱ．①金… ②陈… Ⅲ．①抑郁症－康复
－普及读物 Ⅳ．①R749.409-49

中国国家版本馆CIP数据核字(2023)第015617号

浙江省版权局
著作权合同登记号
图字:11-2023-009号

上架指导：情绪管理 / 家庭育儿

我今天也要看孩子脸色
WO JINTIAN YEYAO KAN HAIZI LIANSE

[韩]金雪　著

陈宜慧　译

责任编辑：李　剑
文字编辑：刘亦璇
美术编辑：韩　波
责任校对：傅　越
责任印务：陈　沁
封面设计：ablackcover.com
出版发行：浙江教育出版社（杭州市天目山路40号　电话：0571-85170300-80928）
印　　刷：唐山富达印务有限公司
开　　本：880mm×1230mm 1/32
印　　张：6.75　　　　　　　　　　字　　数：97千字
版　　次：2023年2月第1版　　　　印　　次：2023年2月第1次印刷
书　　号：ISBN 978-7-5722-5337-9　　定　　价：69.90元

如发现印装质量问题，影响阅读，请致电 010-56676359 联系调换。